正誤表

「口腔の細胞診」におきまして、図に以下のような誤りがございました。お詫びいたしますと共に訂正いたします。

53頁　症例 16　　写真 5-16-3

誤

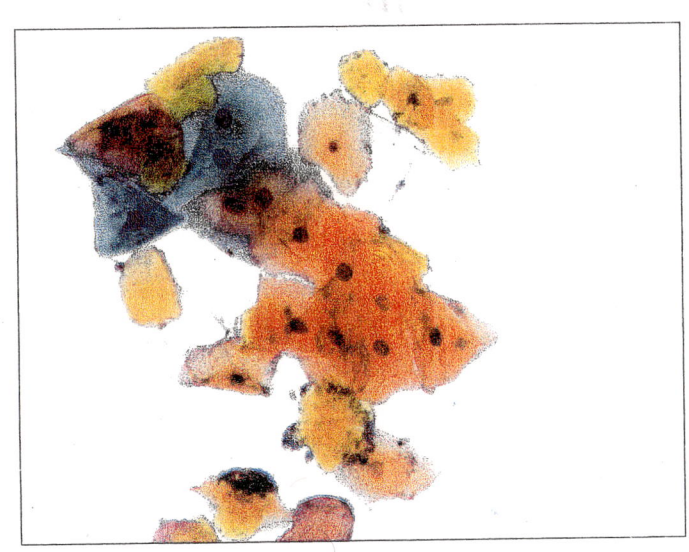

正

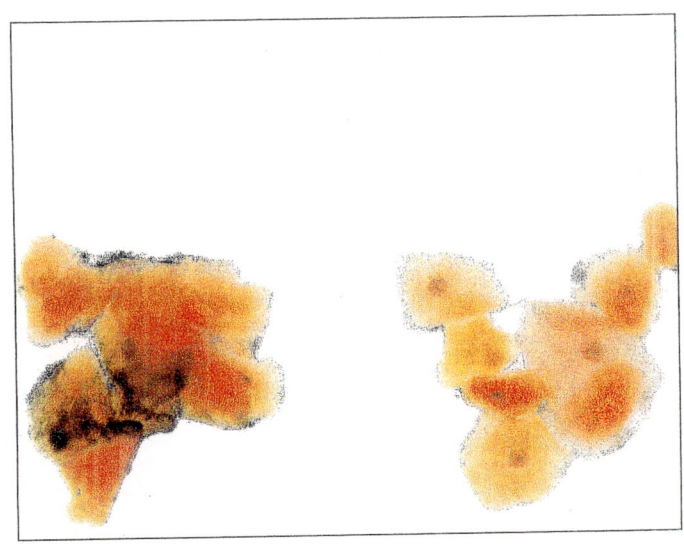

口腔の細胞診

監修　佐々木 寛
編　　山本 浩嗣　久山 佳代

一般財団法人　口腔保健協会

発刊に寄せて

　厚生労働省の統計を見ると，日本の口腔がんの死亡数は増加の一途であります．
　しかし，現在は有効と確認された口腔がん検診方法はいまだ確立されておりません．日本大学松戸歯学部口腔病理学講座の山本浩嗣教授，久山佳代准教授の長年の研究成果として，口腔細胞診が口腔がんの早期診断に役立つことが明らかになりつつあります．特定非営利活動法人日本臨床細胞学会の理事長として，山本浩嗣教授，久山佳代准教授のすばらしい成果を口腔がん検診の新しい手法として是非実証したいと考えております．
　本書がこの時期に発刊されることは誠に的を射たものであり，細胞診専門医，細胞検査士の多くの方々が本書から口腔がん細胞診の診断のコツを得て，少しでも口腔がんの死亡率低下につながることを願っております．多くの方々のご一読をお願いいたします．

2013年3月吉日

特定非営利活動法人日本臨床細胞学会　理事長
東京慈恵会医科大学附属柏病院産婦人科　教授

佐々木　寛

はじめに

　病気を診断するには情報が必要で，患者さんの訴え，専門的な診察，種々の検査などから正しい診断が導かれます．中でも口腔細胞診は，口腔疾患に対するスクリーニング検査の1つです．

　細胞診が有用な口腔疾患，殊に粘膜疾患は，「粘膜上皮に変化が生じる疾患」で口腔がんが代表的です．日本は先進国の中で，唯一口腔がんによる死亡率が増加し続けています．それは，初期病変の段階で検出されていないからです．近年，地域歯科医師会や歯科大学を基盤とした口腔がん検診が普及してきています．しかし，本検診は他の歯科検診に比較してまだ普遍的に実施されているとはいえません．以上のような日本の現状を鑑み，平成24年度から日本臨床細胞学会による"細胞診専門歯科医"という資格試験が始まりました．これは，口腔がん検診の普及を最大の目的とし，口腔病理医のみならず開業歯科医および口腔外科医を含む臨床歯科医をも対象としています．日本臨床細胞学会は50年以上の伝統を有し，全身のがん検診の精度管理を牽引してきた歴史ある学会です．

　このような状況のもとで，本書が企画編集されたわけです．口腔がんを発見するのは歯科医師の仕事です．本書は口腔がん検診を診療所で始めたり，興味をお持ちの方や新たに細胞診を学ぼうとされる開業歯科医師や口腔外科医，口腔領域の細胞診に不慣れな細胞検査士の方々が手に取りやすい一冊になると思います．日本の口腔がんの現状から検診の実際，手技，治療の流れ，口腔粘膜の細胞，組織像，肉眼所見の診方から細胞診断の考え方まで各ステップを豊富な写真を用いて丁寧に解説します．私たちはこの本を，読者の方々が先に右頁の症例情報と細胞写真を見て疾患名をお考えいただき，それから頁をめくった左頁の解答と解説をご確認いただきたく作成しました．お使いづらい点があるかと存じますが，この本の目的をご理解いただけると幸甚です．

　この本とともに，口腔がん検診についての理解を深めませんか？　ご自身の歯科診療所で口腔がん検診を始めませんか？"細胞診専門歯科医"をめざしませんか？

　終わりに本書を企画出版するにあたりご尽力いただいた口腔保健協会に感謝申し上げます．

2013年2月吉日

日本大学松戸歯学部口腔病理学講座
日本大学松戸歯学部付属病院病理診断科

山本　浩嗣
久山　佳代

目次

発刊に寄せて
はじめに

第1章　日本の口腔がんの現状 ……………………………… 1
1　増え続けている口腔がん死亡者 …………………………… 1
2　口腔がん患者の特性 ………………………………………… 1
3　口腔がんと細胞診断 ………………………………………… 3

第2章　口腔がん検診の実際 ………………………………… 5
1　口腔がん検診の意義 ………………………………………… 5
2　口腔がん検診における留意点 ……………………………… 5
3　口腔がん検診の方法 ………………………………………… 6

第3章　口腔細胞診の検査法と標本作製法 ……………… 11
1　細胞採取法 …………………………………………………… 11
2　塗抹法および固定方法 ……………………………………… 13
3　染色法 ………………………………………………………… 13
4　大学病院病理診断科あるいは検査センターと提携する場合 … 13

第4章　口腔粘膜の構造・組織像・細胞像 ……………… 15
1　咀嚼粘膜 ……………………………………………………… 15
2　被覆粘膜 ……………………………………………………… 16
3　口腔細胞診でみられる背景の所見 ………………………… 18
4　口腔内常在菌および口腔に特徴的な所見 ………………… 19
5　変性した細胞所見について ………………………………… 20

第5章　症例提示 ……………………………………………… 22
1　口腔粘膜の感染症（症例1〜7） …………………………… 23
2　口腔粘膜皮膚疾患および全身疾患に伴う口腔病変（症例8〜14）… 37
3　口腔粘膜上皮の腫瘍および腫瘍状疾患（症例15〜21）…… 51
4　口腔軟組織の腫瘍および腫瘍状疾患（非上皮性）（症例22〜31）… 71
5　顎骨の病変（症例32〜34） ………………………………… 91
6　唾液腺疾患（症例35〜39） ………………………………… 97
7　液状処理細胞診（症例40） ………………………………… 107

第6章　スライド検鏡模擬試験 ……………………………… 109
問1〜問16 ……………………………………………………… 109

索引 ……………………………………………………………… 118

第 1 章　日本の口腔がんの現状

平成22年人口動態統計(厚生労働省)によると，口腔・咽頭がんで年間6,802人の方が死亡している．参考までにこれは，膀胱がん，子宮がん，高血圧性疾患や交通事故などに近い人数である．口腔・咽頭がんの死亡数は，死亡上位の肺がん，胃がんや大腸がんなどと比較すると少ないが，増加を続けている．2006年，がん対策を総合的に推進するために定めた「がん対策基本法」が成立し，翌年の2007年に具体的ながん死亡者の減少を達成するための手段として「がん検診」が位置づけられて5年が経過した．日本人のがんの大部分が制圧されつつある中で，口腔がんは取り残された感が否めない．

 増え続けている口腔がん死亡者

わが国における口唇，口腔および咽頭領域に発生する悪性腫瘍による死亡数は，2011年（平成23年度）に6,888名であり，2007年（平成19年度）の6,399名と比較しても微増を続けている．過去50年間で比較すると，1960年では男性484人，女性277人が，2011年には男性4,901人，女性1,987人が死亡しており，過去50年間で男性が約10倍，女性が約7倍に増加した．国立がん研究センターがん対策情報センターの口腔・咽頭がんの男女年齢階級別死亡率から複数年年齢階級別死亡率を作成した（図1-1）．いわゆる"がん年齢"である40歳を境に急増し，とくに男女いずれも2011年の増加が著しい（出典：国立がん研究センターがん対策情報センター）．

 口腔がん患者の特性

1）口腔がんの特性

口腔・咽頭領域のがん罹患数（新たにがんと診断された人）は，10,915例（男性7,417例，女性3,498例）であり，全がんに対して1.6％（男性1.9％，女性1.2％）である．表1-1には，年齢階級別口腔・咽頭がん罹患率を示した．口腔がん年齢別罹患率は，男女とも35歳くらいから右肩上がりに増加し始め，50歳で増加角度が上昇した．男女ともにいわゆる"がん年齢"といわれている40歳代前後が転機といえよう．

口腔・咽頭領域のがん死亡率（1年間に人口10万人あたり何人死亡するか）は，男性が7.6人，女性が2.9人である．したがって，口腔がんによる死亡者を減少させるためには，35歳以上の男性を中心とした早期発見に努める必要性がある．

また，口腔がんと生活習慣との関連性について非常に興味深い報告がある．口腔がんの患者の約95％は喫煙者である．さらにタバコとアルコールは口腔がんの発生に対して相乗効果がある．酒は飲まないけれどタバコを吸う人は，酒もタバコもやらない人より2～4倍も口腔がんになりやすく，酒もタバコもやる人は，酒もタバコもやらない人よりも15倍も口腔がんになりやすいといわれている（Jerjes W., et al. Head & Neck Oncology, 2012：4）．

第1章　日本の口腔がんの現状

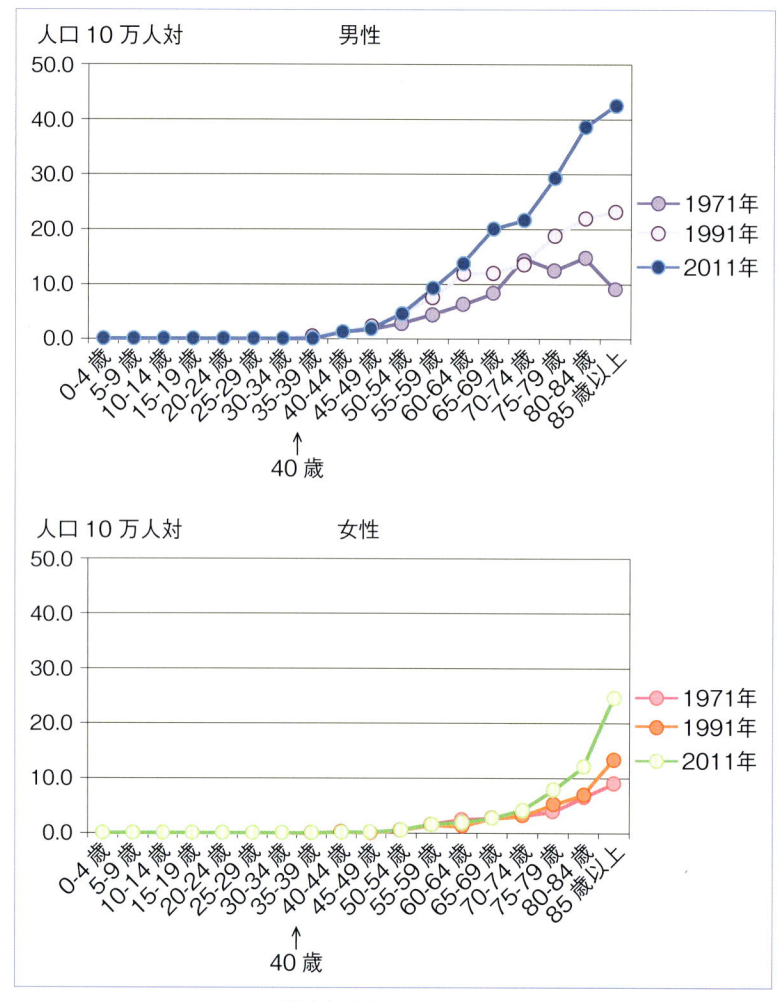

図 1-1　口腔・咽頭がんにおける年齢階級別死亡率（1971, 1991, 2011年比較）

表 1-1　年齢階級別口腔・咽頭がん罹患率（対人口10万人，2007年）

性別	0～9歳	10～19歳	20～29歳	30～39歳	40～49歳	50～59歳	60～69歳	70～79歳	80歳以上
男	0.0	0.5	1.0	2.5	6.7	21.1	39.3	53.5	55.5
女	0.1	0.1	0.9	1.5	2.3	5.3	9.3	15.3	25.3
男女計	0.1	0.3	0.9	2.0	4.5	13.1	23.8	32.4	35.2

（独立行政法人国立がん研究センターがん対策情報センター）

　日本では，口腔がんは舌に多く，次いで歯肉に好発する．舌のなかでは圧倒的に舌縁（写真1-1）が多い．また，口腔粘膜は重層扁平上皮に被覆されているために，口腔がんの80％以上は扁平上皮癌（写真1-2）である．
　口腔がんの特徴は de novo（突発性）に発症するがんが比較的少なく，将来，がん化する可能性がある状態（前癌病変（写真1-3，4）や前癌状態）が存在し，また口腔粘膜の種々の部位から多発することもあるといわれている．

2）5年生存率
　口腔・咽頭がんの5年生存率は，平均して約55％で全部位の平均値とほぼ同程度である（表1-2）．一方，臨床進行度別では，原発臓器に限局していると5年生存率は76.2％，所属リンパ節転移ないし隣接臓器浸潤があると40.9％に減少する．進行に伴い5年生存率が著しく低下することは全がん共通であるが，口腔・咽頭がんの特筆すべき5年生存率の特徴は原発臓器に限局していても胃がん（95.9％），結腸がん（96.0％），直腸・

第1章 日本の口腔がんの現状

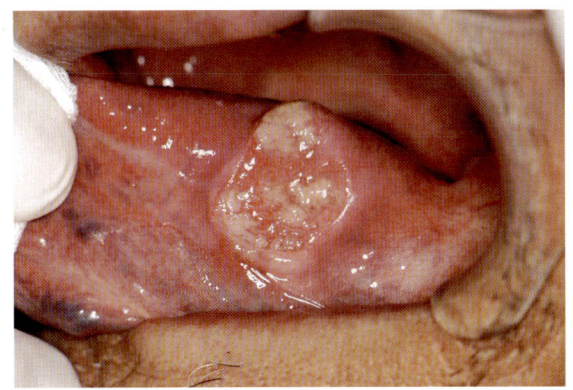

写真 1-1　舌縁に発生した口腔がん

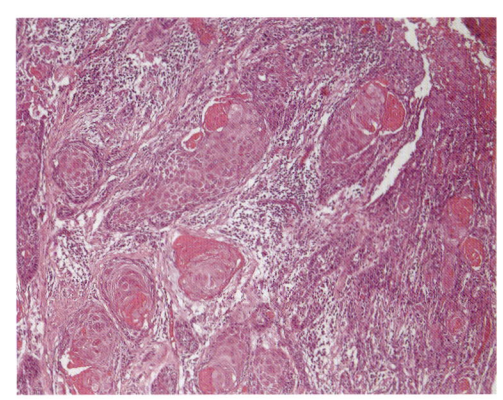

写真 1-2　扁平上皮癌（H.E.×200）

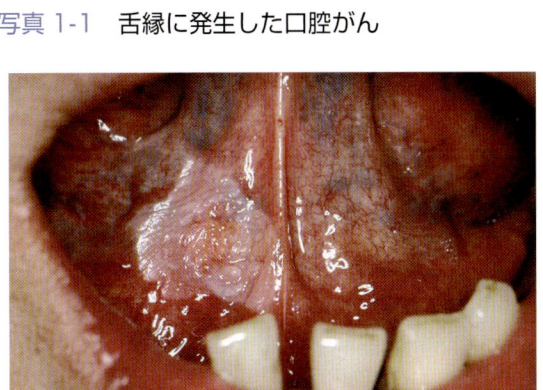

写真 1-3　前癌病変（白板症）

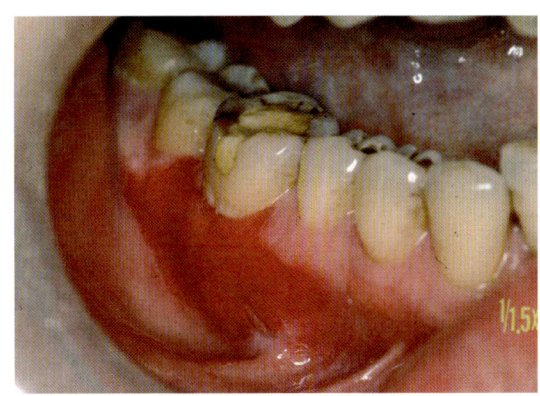

写真 1-4　前癌病変（紅板症）

表 1-2　2000〜2002年診断例の5年相対生存率（％）

	男性（％）	女性（％）	男女計（％）
全部位	53.1	61.7	56.9
口腔・咽頭	52.0	60.6	54.6

（独立行政法人国立がん研究センターがん対策情報センター）

表 1-3　2000〜2002年診断例の5年相対生存率　－臨床進行度別，男女計－

部位	限局*（％）	領域*（％）	遠隔*（％）	計
全部位	86.4	46.4	10.7	56.9
口腔・咽頭	76.2	40.9	11.9	54.6
肺・気管	74.2	21.2	3.3	29.0
胃	95.9	43.2	3.9	64.3
結腸	96.0	66.6	11.1	69.7
直腸・肛門	92.5	58.3	10.8	66.1
乳房	97.4	82.3	29.3	87.7
子宮頸部	93.1	54.3	8.9	72.2

（独立行政法人国立がん研究センターがん対策情報センター）

限局*：原発臓器に限局している
領域*：所属リンパ節転移（原発臓器の所属リンパ節への転移を伴うが，隣接臓器への浸潤なし）または隣接臓器浸潤（隣接する臓器に直接浸潤しているが，遠隔転移なし）
遠隔*：遠隔臓器，遠隔リンパ節などに転移・浸潤あり

肛門がん（92.5％）や子宮頸がん（93.1％）と比較して低いことである（表 1-3）．

1993〜2002年までに口腔がんと診断を受けた患者の5年生存率の年次推移を比較すると，ほぼ横ばいで約50％であり（厚生労働大臣官房統計情報部編：平成19年度人口動態統計），他臓器がんが伸びているのに対して口腔がんの早期発見は今だ成されていない．

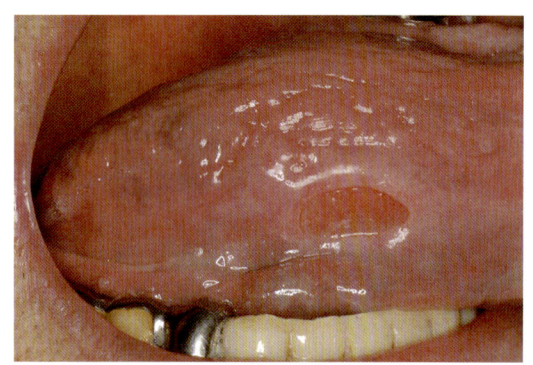

写真1-5　褥瘡性潰瘍

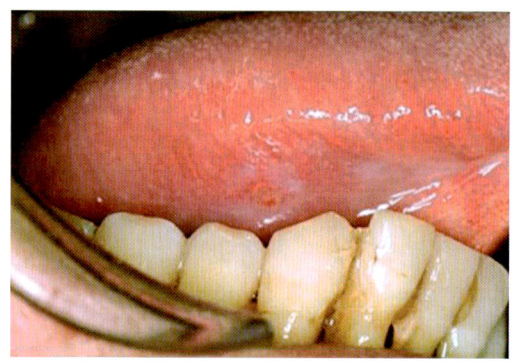

写真1-6　早期浸潤がん

がんの早期発見，早期治療が叫ばれて久しいが，口腔がんに関しては直視できる場所でありながら，発見時にはその多くが進行がんであることは，我々歯科医師にとって大変残念なことである．口腔・咽頭がんは uncontrollable で，その対策がない"がん"として警鐘を鳴らされているが，口腔がんに罹患しやすい特徴を併せ持つ方を中心に前癌病変ないし早期がんの段階で発見されれば，口腔がんによる死亡者数は確実に減少する．

3　口腔がんと細胞診断

細胞診断は，Papanicolaou が 1942 年に染色法である Papanicolaou 法を発表し，翌年の 1943 年に子宮がん症例で異型細胞を報告したのが始まりである．国内では，1971 年の細胞診教本の中で扁平上皮癌の細胞診正診率は 92％と述べられている．ところが口腔は，解剖学的に直視でき，生検の応用範囲が広いために擦過細胞診の必要性が疑問視されたことにより口腔細胞診の普及が遅れた．しかし，口腔粘膜には非常に多彩な病変が存在し，さらに常在菌を含む微生物による二次的感染による修飾を受けることも多いため，臨床診断はかならずしも容易ではない．

悪性病変が否定できなかった褥瘡性潰瘍（写真1-5）と口内炎と鑑別が難しい扁平上皮癌（早期がん，写真1-6）を提示する．いずれも舌の病変である．

従来型擦過細胞診は，国内では 1967 年から子宮頸がん検診に用いられており，平成 20 年に厚生労働省が発表した"有効性に基づく子宮頸がん検診ガイドライン・ドラフト第 2 版"の中で子宮頸がん死亡率減少効果を認めたと報告された．口腔領域に対する細胞診断は，細胞採取を必用とする病変を見極める臨床能力と適切な細胞採取技術のもとで，有効なスクリーニング法である．また，細胞診断を行うことにより，口腔がんのみならず，その他の病変を発見する機会となり得る．今後の口腔がん検診のスクリーニング法としての細胞診の応用と発展が期待される．

（山本浩嗣，久山佳代）

第2章 口腔がん検診の実際

1 口腔がん検診の意義

　一般に「がん」とは，上皮性腫瘍すなわち「癌」と，非上皮性腫瘍すなわち「肉腫」，そして白血病，悪性リンパ腫を代表とする「造血器腫瘍」など，悪性腫瘍（悪性新生物）全般を意味する．「口腔がん」とは口腔に発生するあらゆる悪性腫瘍を指し，「口腔癌」とは口腔に発生する上皮性腫瘍（そのほとんどが扁平上皮癌）を意味している．

　現在，口腔癌取り扱い規約では，口腔早期癌とは，病変の大きさがT1，T2，すなわち4cm以下で，所属リンパ節転移がなく（N0），粘膜下組織に留まる深達度（SM）までの癌と定義されている[1]．しかし，一般的には，臨床的にUICC分類のstageⅠ（T1N0M0）の病変，すなわち癌の最大径が2cm以下で転移のないものを早期癌とすることが多い[2,3]．わが国では，T1早期癌の占める割合は18％[3]と低く，早期の状態で専門医療機関を受診する率は他臓器の癌に比較して低いのが現状である．これは，一般社会における口腔がんの認識不足のみならず，医師や口腔の専門家であるはずの歯科医師までもが，口腔がんに対する診断能力や病態把握能力に乏しいことに起因している．さらには，早期癌の中でも，特にT1病変（2cm以下）では自覚症状に欠けることが多いことも，その一因であると考えられる．

　口腔癌の予後規定因子のひとつは頸部リンパ節転移である．頸部リンパ節転移のない口腔癌では，原発巣の大きさにかかわらず，病理組織学的に低悪性型症例（WHO分類：Grade1および癌浸潤様式：INFa，b）の5年生存率は100％に近く，高悪性型症例（WHO分類：Grade 3および癌浸潤様式：INFc）でも約85％を示す．それに対し，頸部リンパ節転移が生じた場合の高悪性型症例の5年生存率は約45％まで低下する（いずれも手術症例に限る）[4]．これらのデータは，口腔癌の頸部リンパ節転移が生じる前の外科的治療がいかに重要かを示すものである．すなわち，早期発見，早期治療が患者を口腔がんから生還させる極めて重要なポイントである．そのために欠かせないのがpopulation screening（集団検診）やopportunistic screening（医院受診時に合わせて実施する検診）などの口腔がん検診である[5]．

2 口腔がん検診における留意点

　口腔の大部分は直視・直達が可能である．そのため，検診は問診と視診，触診を基本とする．細胞診の実施にあたっては，その実施目的を明確にすること，すなわち，治療施設でない医院や検診での診断が，スクリーニングを含めて意味をなすか否かを十分に検討する必要がある．その明確な目的のもとに，口腔がんの病態把握能力があり，かつ治療経験のある医師，歯科医師が細心の注意と責任のもとに行なわれなければ，その後の治療結果をも左右することになりかねないことを理解するべきである．

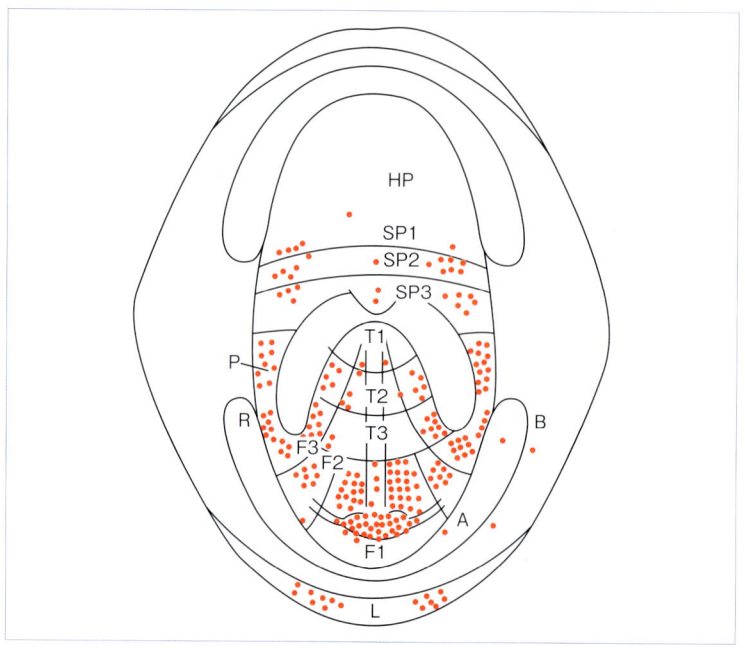

図2-1 無症候に発見された口腔がんの分布（文献3，6より）
L：口唇，F：口底，T：舌，A：歯肉，B：頬粘膜，R：臼後三角，P：前口蓋弓，HP：硬口蓋，SP：軟口蓋．また1，2，3はそれぞれ前部，中部，後部を示す．

口腔がん検診の方法

1）問診

小村ら[3]は，早期がんは自覚症状のないことが特徴のひとつであるが，詳細に問診すると粘膜表面の粗糙性や硬結，節食時のわずかな刺激痛や接触痛などの違和感等，なんらかの自覚症状を訴える患者が多いことを指摘している．これは，口腔は最も発達した感覚臓器であるため，わずかな違和感や器質的変化を反映していることが多いためである．すなわち，問診は早期がん発見における極めて重要な第一歩である．

2）視診，触診，細胞診

検診に際しては，口唇粘膜，口腔前庭，頬粘膜，歯肉，舌，口腔底，硬口蓋などの口腔全般と軟口蓋などの一部の中咽頭，さらにはオトガイ部や顎下部の視診や触診が必要である．特に，舌，口腔底，歯肉などは口腔癌発生頻度が高く，慎重な診査が必要である．Mashbergら[6]は，無症候の口腔がんの分布を紹介している（図2-1）．小村ら[3]は，この分布図から，口腔底，舌側縁，舌下面および軟口蓋にその多くが分布していると分析しており，これらの部位は開口しただけでは十分に観察できないことを指摘している．そのため，これらの部位は特に注意深く観察することが重要である．また，粘膜面観察においては，十分な排唾が必要である．

視診により異常所見が疑われれば，ただちに専門医へ紹介することを基本とすべきである．悪性と判定できない病変，たとえば癌性潰瘍か外傷性潰瘍の区別が困難な症例に対しては，触診による浸潤性硬結の有無を念頭におきながら，歯や補綴物などの潰瘍病変の原因あるいは関連する因子を除去し，必要であればステロイド軟膏などを処方して，約2週間後の状態を判断する．この2週間の間に擦過細胞診を行い，補助診断としての情報を得ることは，意義のあることである（図2-2）．

図2-3に，われわれの口腔診査の実際を示す．「口腔癌検診の10のステップ」[3]（ステップ1：顔面，頸部は省略）を基本としている．このステップに従うことにより，効率的に診査が行われ，かつ見逃しの防止につながると考えている．

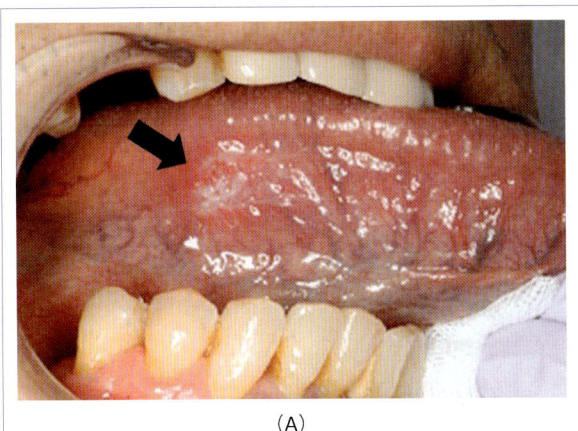
(A)

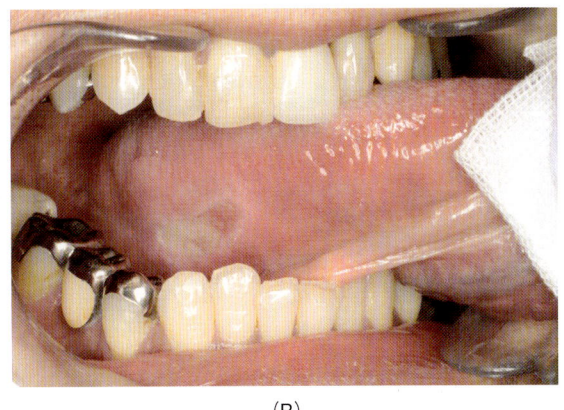
(B)

図 2-2　癌性潰瘍（A）か外傷性潰瘍（B）の区別が困難な症例

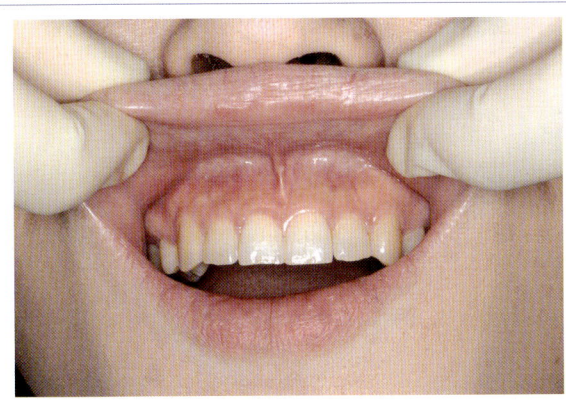

A．口唇粘膜面の観察（ステップ 3）：上唇粘膜を翻転して，上唇粘膜と口腔前庭を観察し，次いで下唇粘膜を翻転して同様に観察する．

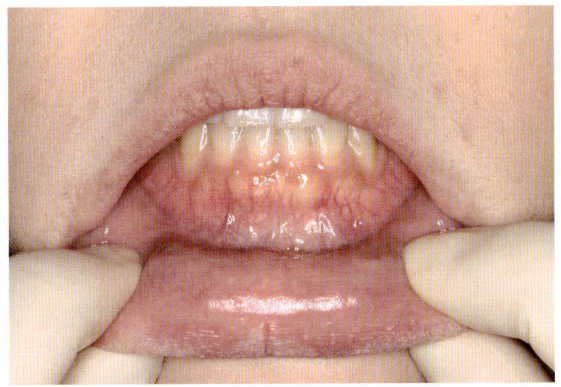

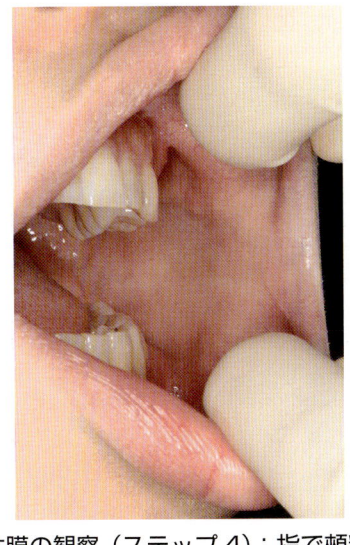

B．頬粘膜の観察（ステップ 4）：指で頬粘膜を軽く牽引して診察する．はじめに右側，次に左側を診る．その際，口角から前口蓋弓までを観察し，耳下腺開口部から唾液の流出状況を併せて診査する．

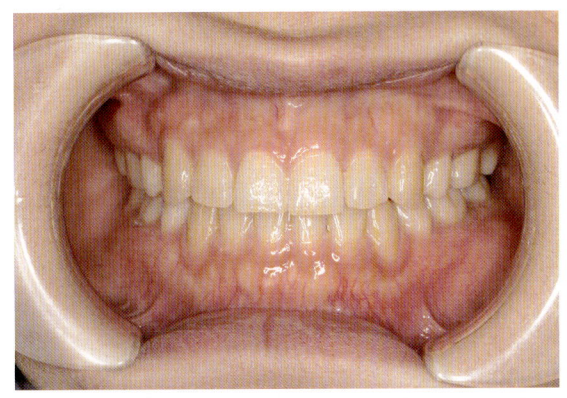

C．歯肉の観察（ステップ 5）：唇・頬側の歯肉および歯槽部を，次に口蓋・舌側を診察する．続いて，上顎右側広報から前方，そして左側後方へ，さらに下顎へ移り，左側下顎後方から右側後方の順で観察する．口蓋・舌側も同様に診査を進める．

図 2-3　口腔診査のステップ（A～C）

第2章 口腔がん検診の実際

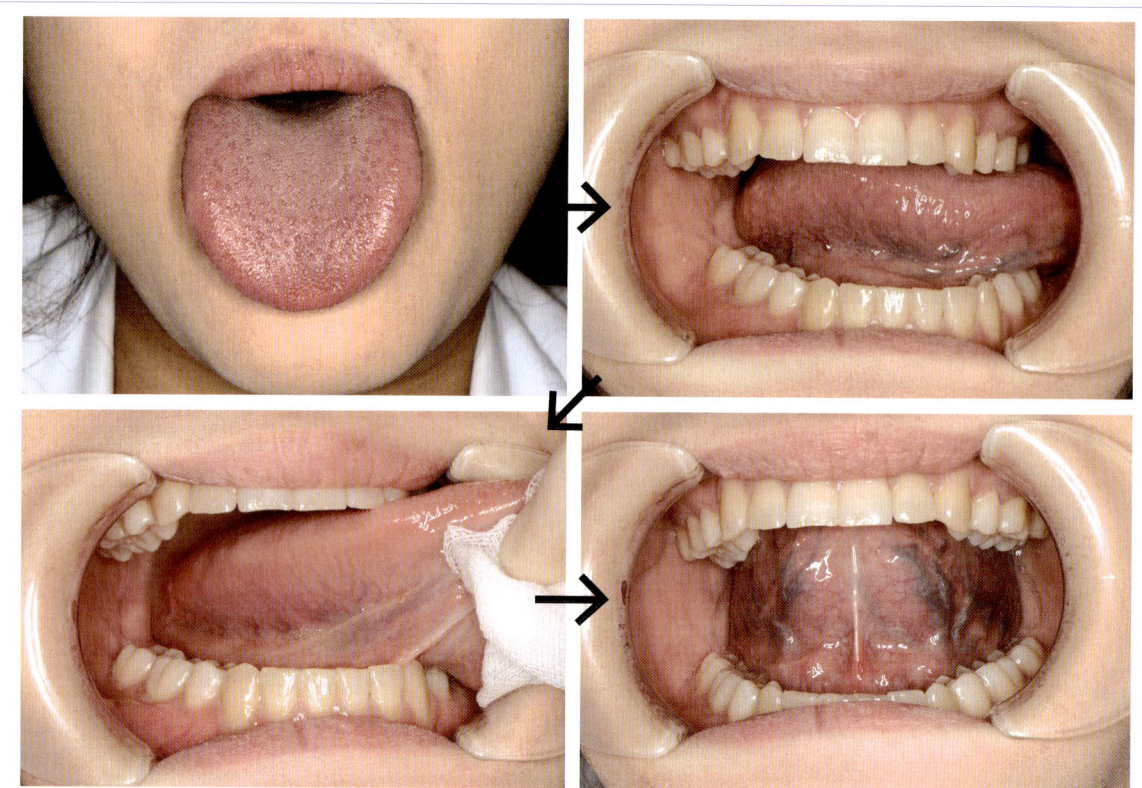

D. 舌の観察（ステップ6）：軽く開口した状態かつ安静位で，舌背の舌苔，舌乳頭の状態を観察後，舌を突出させ，舌運動や偏位の有無，左右舌縁を観察し，次に舌尖部を小ガーゼで把持して舌を牽引しつつ，舌縁後方を診察する．最後に舌下面を診査する．

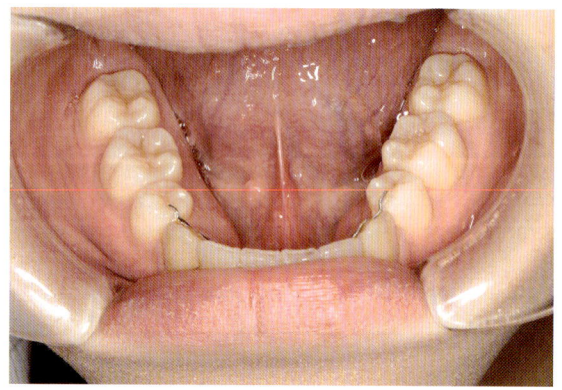

E. 口腔底の観察（ステップ7）：舌で口蓋をなめるように指示して，口腔底を診察する．その際，舌下小丘からの唾液の流出も確認する．

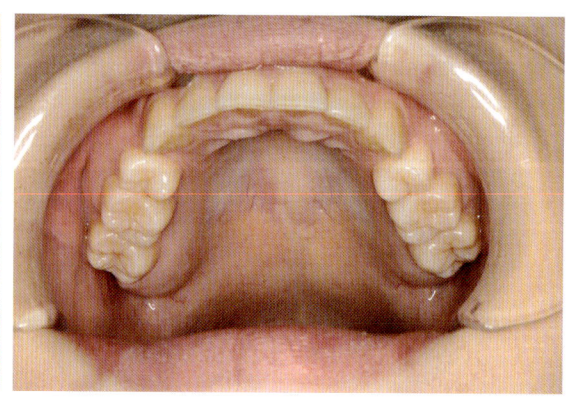

F. 硬口蓋の観察（ステップ8）：頭を後屈させ，かつ大開口の状態で硬口蓋から軟口蓋を診査する．

図2-3 口腔診査のステップ（D～F）

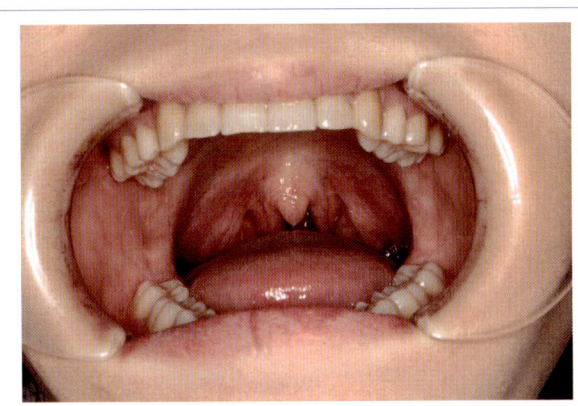 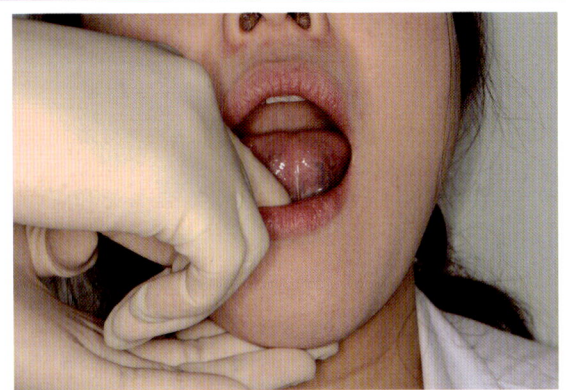

G. 中咽頭の観察（ステップ9）：軟口蓋以外の中咽頭を観察する．ミラーや舌圧子で舌を押さえ，「アー」の発音をさせると観察しやすい．

H. オトガイ下・顎下部の観察（ステップ10）：軽く開口した状態で，オトガイ下・顎下を双指診して，口底部の構造物（舌下腺，顎下腺）を診る．

図 2-3　口腔診査のステップ（G, H）

3）検診票

口腔がん検診を行い粘膜に異常があった場合は，がんの疑いに限らず必ず検診票に記載する．WHOによる粘膜部位番号は口腔癌専門医（検診医）とそうでない一般医師，歯科医師（記録医，検診協力医）との共通言語として有用である（図2-4）．

文　献

1) 日本口腔腫瘍学会（編）：口腔癌取り扱い規約．第1版，金原出版，東京，p.3，2010.
2) 内田正興．外来診療における早期癌発見の手がかり．JOHNS 2：865-869，1986.
3) 小村　健，戸塚靖則，他．口腔癌検診のためのガイドライン作成．日歯医学会誌25：54-62，2006.
4) 群馬大学大学院医学系研究科顎口腔科学分野内部資料
5) Johmson NW. Preservation of oral cancer. Martin Dunits, London, 2003, p.459-482.
6) Mashberg A, Meyers H. Anatomical site and size of 222 early asymptomatic oral squamous cell carcinomas. Cancer 37：2149-2157, 1976.

（横尾　聡）

部位	図の部位番号		名称
7　上唇 8　下唇	13	口唇	上　口唇　皮膚側
	14		下　口唇　皮膚側
	15		右　口角
	16		左　口角
	17		上　口唇　粘膜
	18		下　口唇　粘膜
6　右頬粘膜 5　左頬粘膜	19	頬粘膜	右　頬粘膜
	20		左　頬粘膜
	21	口腔前庭	前方　上顎　前歯部　口腔前庭
	22		前方　下顎　前歯部　口腔前庭
	23		右　上顎　臼歯部　口腔前庭
	24		右　下顎　臼歯部　口腔前庭
	25		左　上顎　臼歯部　口腔前庭
	26		左　下顎　臼歯部　口腔前庭
2　上顎 3　下顎	27	歯肉	右　上顎　臼歯部　頬側　歯肉
	28		左　上顎　臼歯部　頬側　歯肉
	29		右　下顎　臼歯部　頬側　歯肉
	30		左　下顎　臼歯部　頬側　歯肉
	31		前方　上顎　前歯部　唇側　歯肉
	32		前方　下顎　前歯部　唇側　歯肉
	33		右　上顎　臼歯部　口蓋側　歯肉
	34		左　上顎　臼歯部　口蓋側　歯肉
	35		右　下顎　臼歯部　舌側　歯肉
	36		左　下顎　臼歯部　舌側　歯肉
	37		前方　上顎　前歯部　口蓋側　歯肉
	38		前方　下顎　前歯部　舌側　歯肉

部位	図の部位番号		名称
1　舌	39	舌	右　舌背
	40		左　舌背
	41		右　舌根
	42		左　舌根
	43		前方　舌尖
	44		右　舌縁
	45		左　舌縁
	46		右　舌下面
	47		左　舌下面
4　口底	48	口底	前方　口底
	49		右　口底
	50		左　口底
9　その他	51	硬口蓋	右　硬口蓋
	52		左　硬口蓋
	53	軟口蓋	右　軟口蓋
	54		左　軟口蓋
	55	臼後部	右　臼後部
	56		左　臼後部

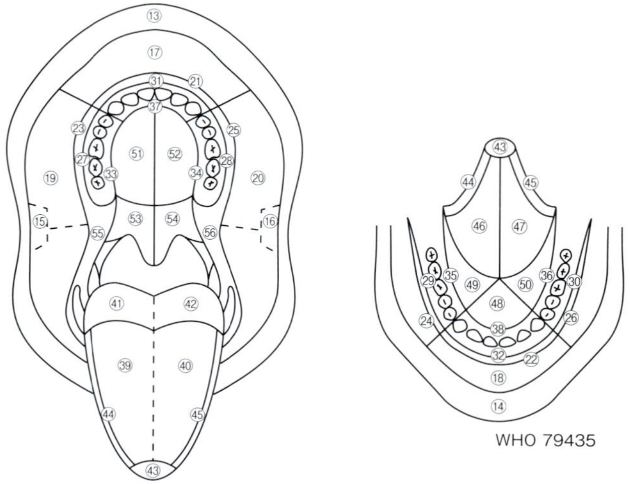

1. 顔面・頸部の視診，顎下部・頸部の触診
2. 口唇皮膚側・口角：上→下，右→左の順に視診（13～16）
3. 口唇粘膜・口腔前庭前方：上→下の順に視診（17，18，21，22）
4. 口角・頬粘膜・口腔前庭・臼後部：右→左，前方→後方の視診（15，16，19，20，55，56），耳下腺唾液
5. 歯肉：右→左、唇頬側→舌・口蓋側の視診（27～38）
6. 舌：右→左，舌背→舌根→舌尖→舌縁→舌下の順に視診・触診（39～47）
7. 口底：前方→右→左の視診（48～50），顎下腺唾液
8. 硬口蓋の視診（51，52）
9. 軟口蓋の視診（53，54）
10. 口底―オトガイ下，顎下の双指診

図 2-4　WHO 粘膜番号と一般名称との照合表

第3章 口腔細胞診の検査法と標本作製法

　口腔に発生する粘膜病変の検査方法は擦過細胞診が一般的である．採取器具として通常はサイトブラシ（後出写真3-2）を用いるが，それ以外には必要に応じて歯間ブラシや綿棒を使用する．さらに，口腔内の隆起性病変，唾液腺腫瘍，歯原性腫瘍，嚢胞などには穿刺吸引にて細胞採取を行う．

細胞採取法

　<u>粘膜病変の細胞採取で重要なことは，細胞採取前に口腔内をよく含嗽および消毒することである</u>（写真3-1）．これは，婦人科とは異なり細胞採取量が少ないので，細胞採取前に口腔粘膜を潤すためと食物残渣等のコンタミネーションを防ぐためである．また，高齢者では唾液の分泌量低下に伴い口腔内が乾燥状態になり，細胞が変性を起こすことによる誤判定を避けるためである．唾液分泌量の多い場合にはガーゼ等で拭きとった後に採取する．

　口腔粘膜の擦過にはサイトブラシあるいは歯間ブラシが適当である．採取器具別細胞数を比較したグラフを示す（図3-1）．口腔内のいずれの部位とも，歯間ブラシで採取した標本と比較して綿棒で採取した標本の細胞数が減少し，また歯間ブラシ採取の標本では細胞が均一に塗抹される傾向にあった．細胞数はそのまま情報量に結びつくため，サイトブラシあるいは歯間ブラシを強く推奨する．

　擦過手技を図3-2に示す．白色および赤色病変（白板症，扁平苔癬，紅板症）の場合にはサイトブラシで強めに擦過を行い，特に白板症で角化層が厚いときには繰り返し採取を行う（写真3-2～4）．水疱性病変のときには水疱を潰し内溶液を採取する．なお，痂皮の形成を認める場合は生理食塩水あるいは滅菌水に浸したサイトブラシにて病変を擦過し細胞を採取する．潰瘍性病変は壊死物質が多く変性した細胞が判定を困難にする場合もあるので，反復して擦過し細胞採取を行う．

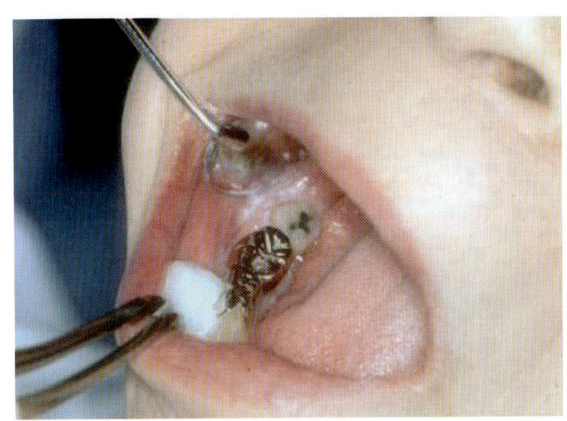

写真3-1　綿球による口腔内消毒

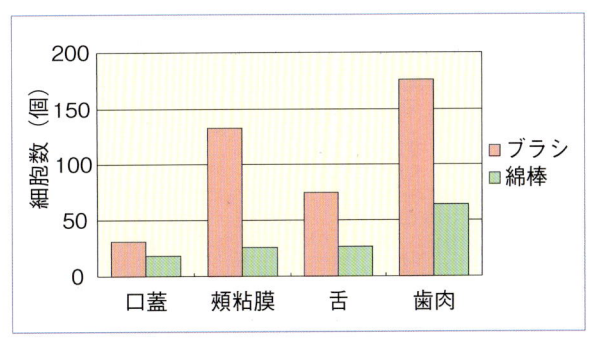

図3-1　採取部位別細胞数

第3章 口腔細胞診の検査法と標本作製法

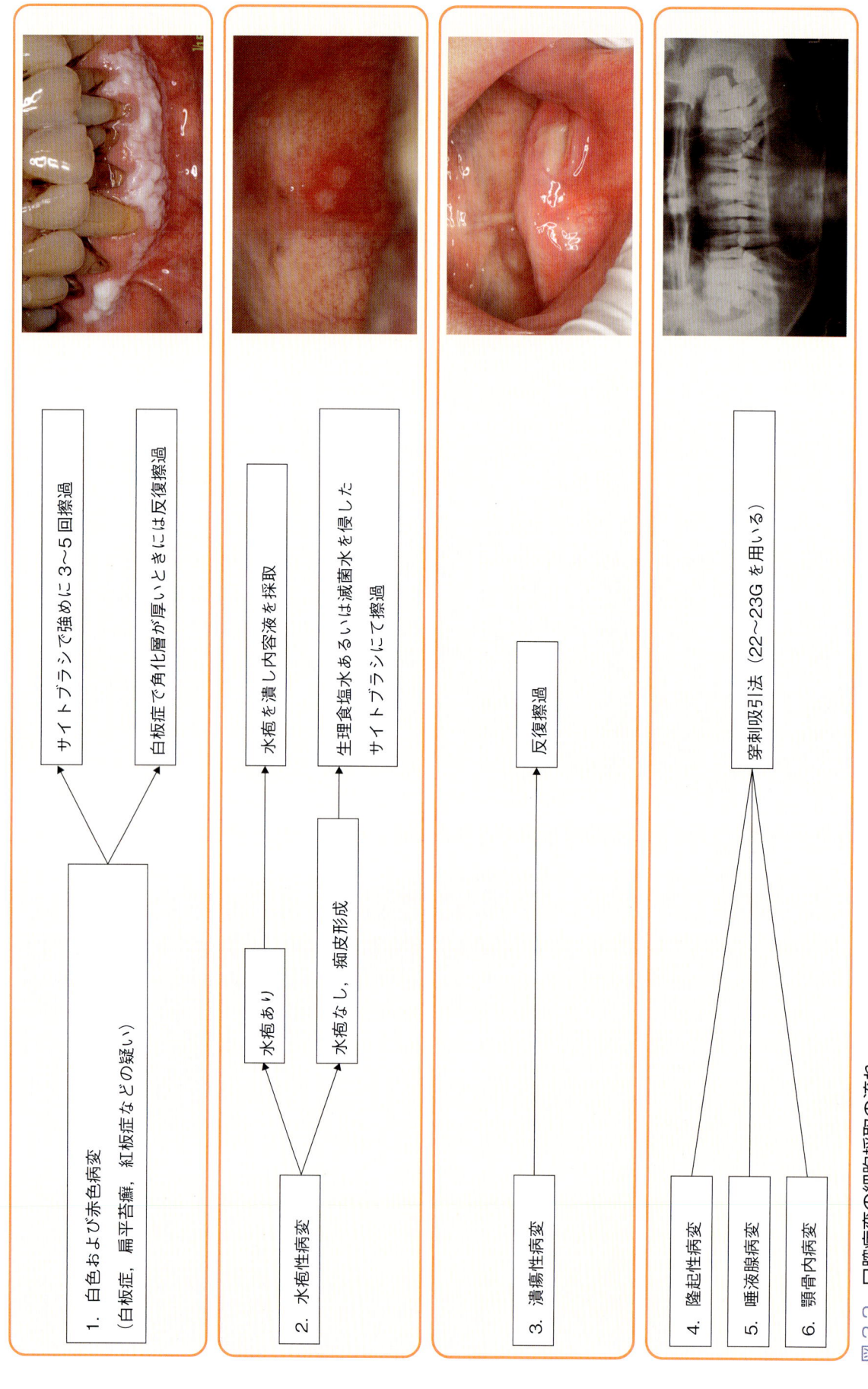

図3-2 口腔病変の細胞採取の流れ

第3章　口腔細胞診の検査法と標本作製法

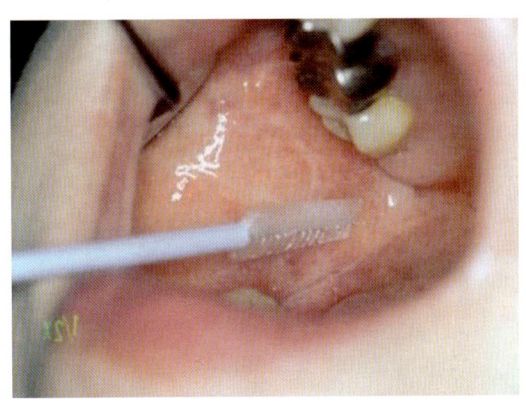

写真 3-2　サイトブラシによる右側頰粘膜の擦過

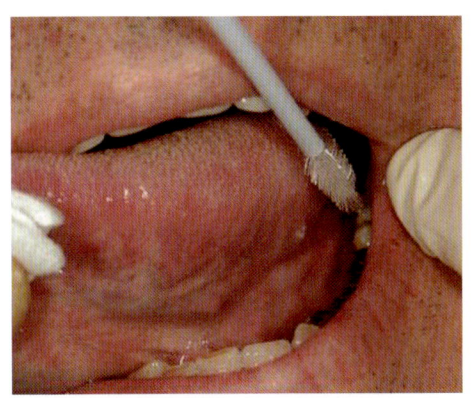

写真 3-3　左側舌縁〜舌下面の擦過

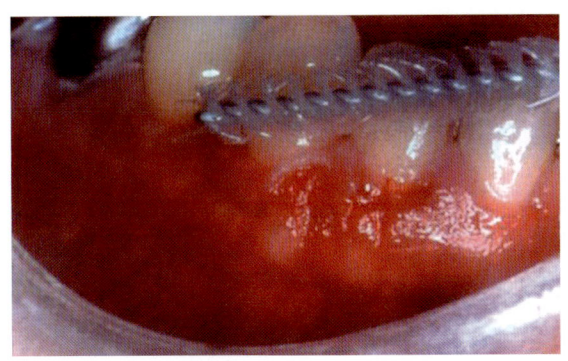

写真 3-4　辺縁歯肉の擦過

苦痛を訴える場合には麻酔液（キシロカイン液状）をガーゼ，綿球につけて1〜2分間，塗布する．あるいはキシロカインスプレーを使用後の採取を勧める．

2 塗抹法および固定法

塗抹に際しては，サイトブラシをスライドガラスに転がすように塗抹する（写真3-5，6）．また，Papanicolaou染色およびPAS反応を目的とした場合は，塗抹後，ただちに95％アルコール固定液に入れ，30分間以上湿（浸漬）固定する（写真3-7）．塗抹から固定までの時間は，一般的に長くなるにつれて細胞の乾燥変性の出現率が高くなるといわれている．また，核に比較して細胞質の変性が早いため，塗抹後の浸漬固定までの時間は可能な限り速くすることが原則である．さらにMay-Giemsa染色を目的とした場合は，乾燥標本を作製する．

3 染色法

湿固定した標本はPapanicolaou染色を，乾燥標本はMay-Giemsa染色を行う．また口腔粘膜疾患にはカンジダが影響を及ぼすことがあるので，PAS反応を施すと仮性菌糸や分芽胞子を容易に認識できる．

4 大学病院病理診断科あるいは検査センターと提携する場合

日本大学松戸歯学部付属病院では各地域の歯科医師会と協力し口腔がん検診を行っている．その方法は，細胞診セット（95％アルコール，スライドガラス，サイトブラシ）と依頼箋を郵送し，歯科医師が細胞を採取して同病院へ返送，その結果を報告するというものである（写真3-8）．

われわれは，提携している歯科医院から細胞検体（細胞塗抹後のスライドガラス）を浸漬固定した状態で送ってもらっている．スライドの運搬（輸送）には，輸送に耐え得るファルコンチューブを

13

第3章 口腔細胞診の検査法と標本作製法

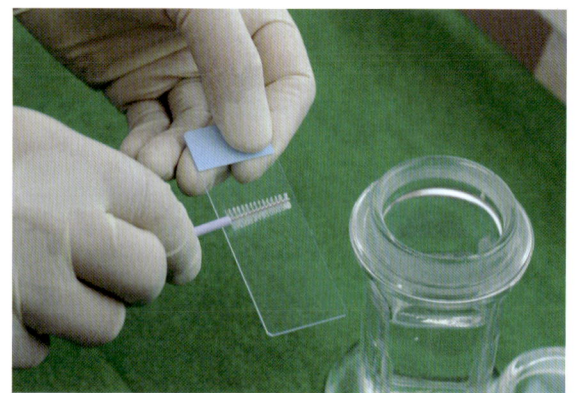

写真3-5　回転させながらの塗抹操作

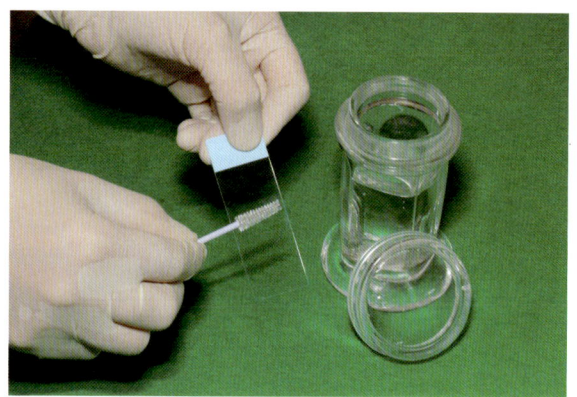

写真3-6　可及的速やかな塗抹操作

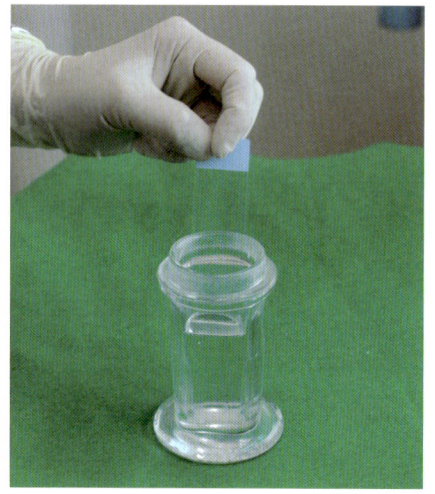

写真3-7　95％エタノール溶液への浸漬固定

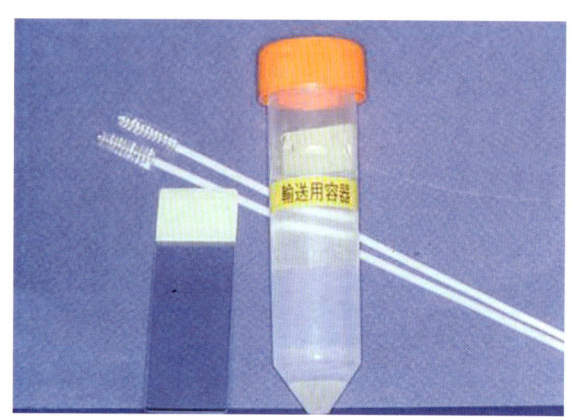

写真3-8　細胞診セット

推奨している（写真3-8）．95％アルコール溶液を入れたファルコンチューブに，2枚のスライドガラスを背中合わせ（スライドガラスの細胞を塗抹していない面同志を合わせる）に細胞塗抹面が十分に浸漬するように沈めた状態で，日本大学松戸歯学部へ輸送している．

　湿潤固定が不便だと考える場合，細胞診検査用水溶性エアゾール固定剤が市販されているため，使用することも可能である．スプレー式固定法は，塗抹面を空気から遮断し，物理的力から保護する目的で未染標本の保管や運搬に便利であり，また湿潤固定と比較して細胞の剥離が少ないといわれている．コーティングスプレーによる固定は，95％エタノール固定に比較して細胞所見がやや不明瞭であるため，可能であれば湿潤固定の方が望ましい．細胞診の実施の運用方法については，提携する組織と詳細に相談していただきたい．

（松本　敬）

第4章 口腔粘膜の構造・組織像・細胞像

　口腔粘膜は，すべて重層扁平上皮により被覆されている．機能別に咀嚼粘膜，被覆粘膜および特殊粘膜に分類される．咀嚼粘膜は，咀嚼の際に咬合圧を直接受ける粘膜で，付着歯肉および硬口蓋の正中線部が該当する．被覆粘膜は，咀嚼の際にあまり強い刺激にさらされない部位の粘膜で，口唇，頬，歯槽粘膜，口腔底および舌下などが該当する．特殊粘膜とは，味覚をつかさどる舌背をさす．

1 咀嚼粘膜（写真4-1, 2）

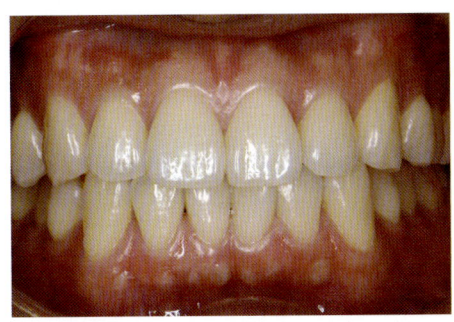
a. 肉眼像

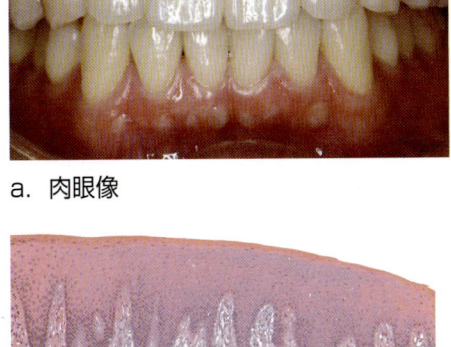
b. 組織像（H.E. 対物×20）

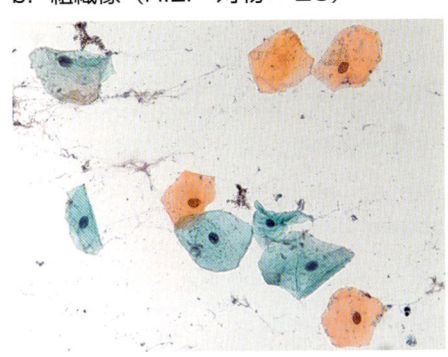
c. 細胞像（Pap 対物×40）
写真4-1　健常な歯肉

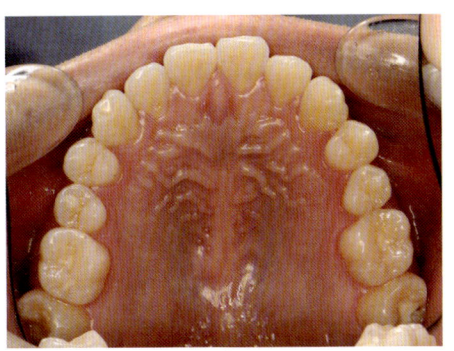
a. 肉眼像

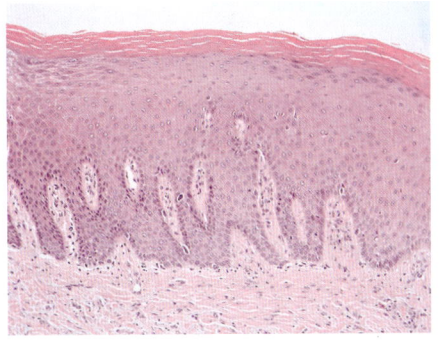
b. 組織像（H.E. 対物×20）

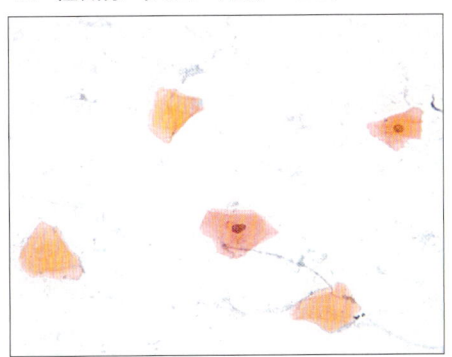
c. 細胞像（Pap 対物×40）
写真4-2　健常な硬口蓋

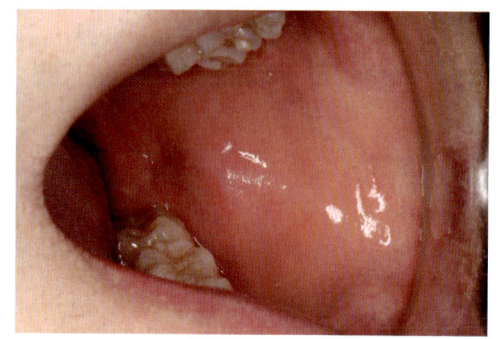

a. 肉眼像

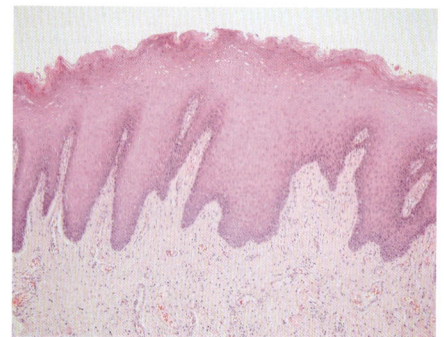

b. 組織像（H.E. 対物×20）

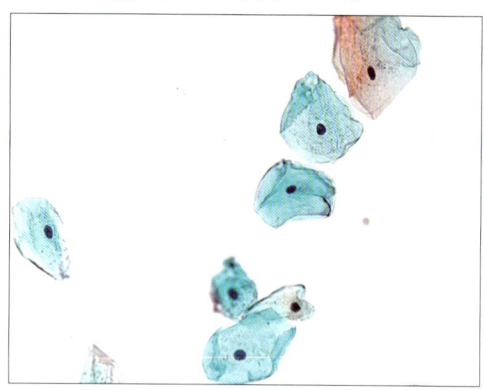

c. 細胞像（Pap 対物×40）

写真 4-3 健常な頰粘膜

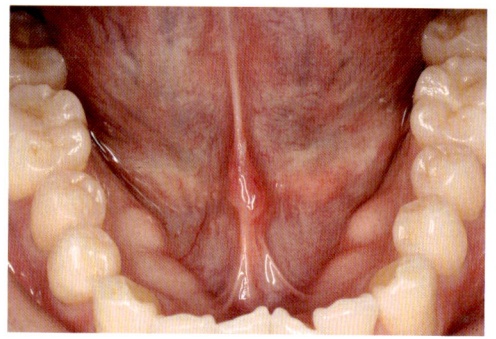

a. 肉眼像

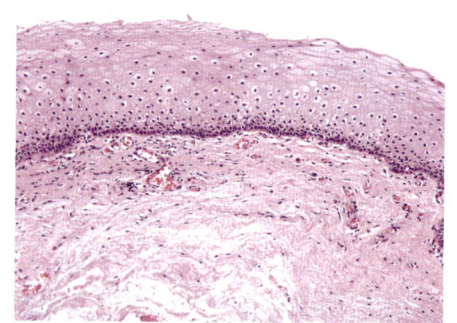

b. 組織像（H.E. 対物×20）

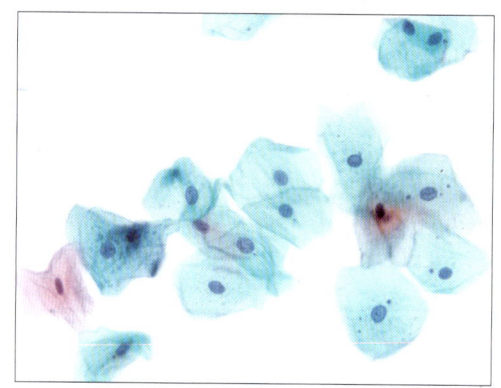

c. 細胞像（Pap 対物×40）

写真 4-4 健常な口腔底

　重層扁平上皮は，表層から角化層，有棘層，基底層から構成される．角化が亢進すると，有棘層上部に顆粒層が出現する．

　咀嚼粘膜である歯肉および硬口蓋では，被覆上皮が角化している．擦過細胞診では表層〜中層型細胞（角化細胞〜有棘層細胞）が採取される．細胞所見は，歯肉粘膜では細菌の集塊を背景に，エオジン〜オレンジG好性の角化型表層細胞と，ライトグリーン好性の非角化型表層細胞が混在して認められる．硬口蓋では，オレンジG好性の角質片とエオジン〜オレンジG好性の角化型表層細胞が観察される．

2　被覆粘膜（写真4-3〜8）

　被覆粘膜である頰，口腔底，舌縁および軟口蓋では，一部で錯角化を呈するが基本的に非角化型重層扁平上皮で被覆されている．口腔底および軟口蓋の細胞所見は，組織所見を反映して出現する細胞の主体が非角化型扁平上皮である．頰粘膜および舌縁では，症例により軽度の細菌を背景に，ライトグリーン好性の非角化型表層上皮が主体に観察され，エオジン〜オレンジG好性の角化型表層細胞が混在している．一部に細胞質が比較的小さく，核が類円形を呈しているためN/C比

第4章 口腔粘膜の構造・組織像・細胞像

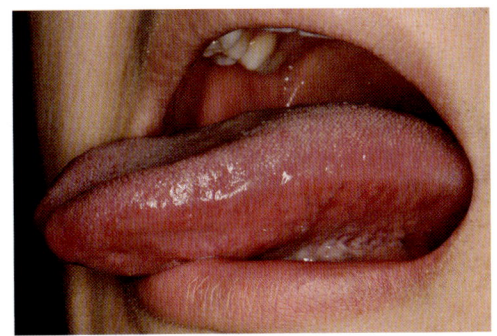

a. 肉眼像

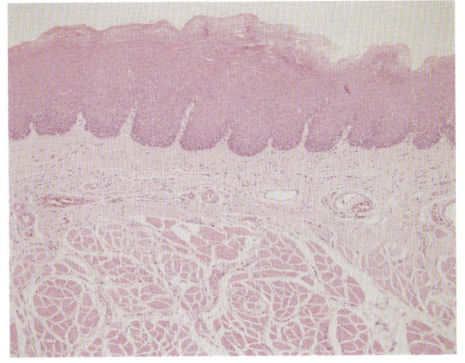

b. 組織像（H.E. 対物×20）

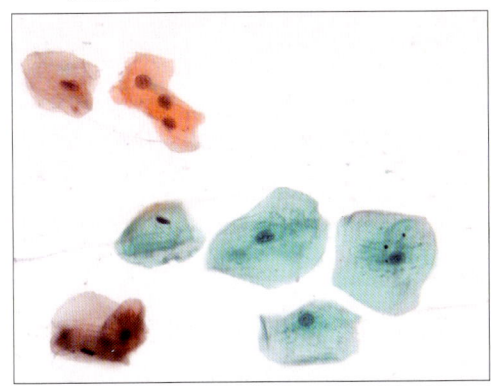

c. 細胞像（Pap 対物×40）

写真 4-5 健常な舌縁

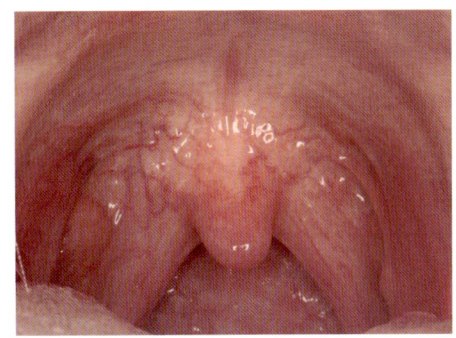

a. 肉眼像

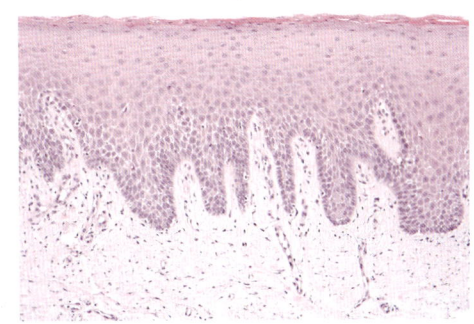

b. 組織像（H.E. 対物×20）

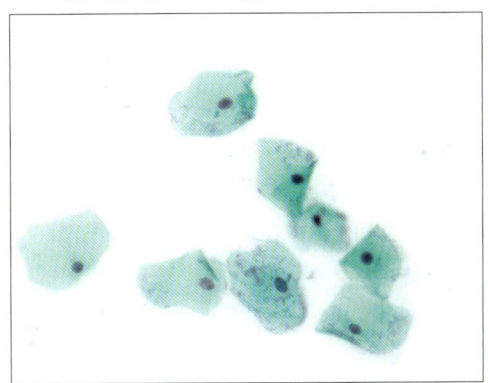

c. 細胞像（Pap 対物×40）

写真 4-6 健常な軟口蓋

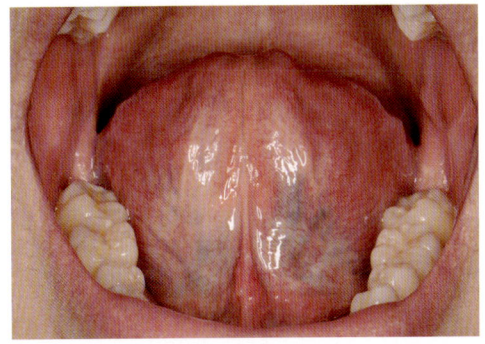

写真 4-7 舌下面の肉眼像

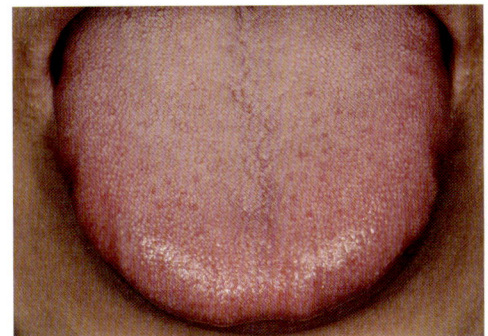

写真 4-8 舌背の肉眼像

がやや大きくみえる中層型細胞がみられることもある（**写真 4-5**）．舌背の細胞所見は，舌苔も採取されるために背景に細菌が多く，角化型と非角化型扁平上皮細胞が混在して観察される．

17

第4章 口腔粘膜の構造・組織像・細胞像

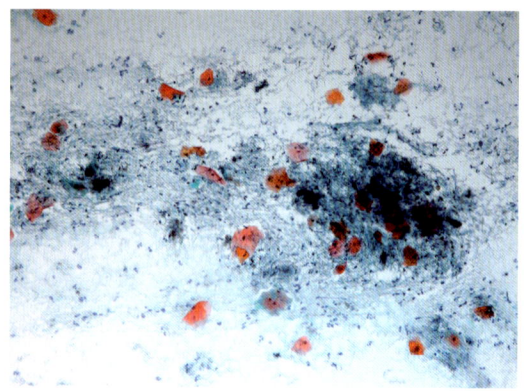

写真4-9　細菌性背景（Pap　対物×10）

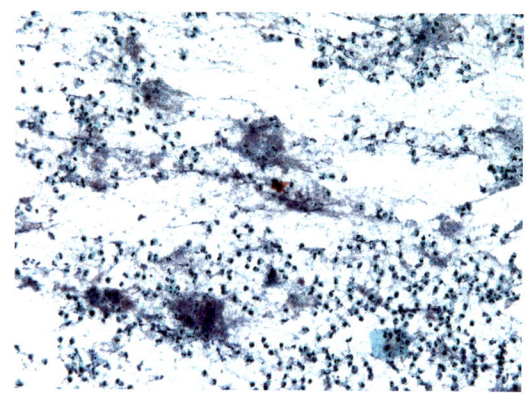

写真4-10　膿性背景（Pap　対物×10）

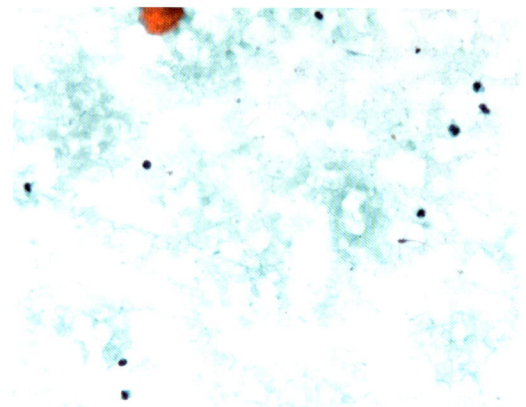

写真4-11　血性背景（Pap　対物×20）

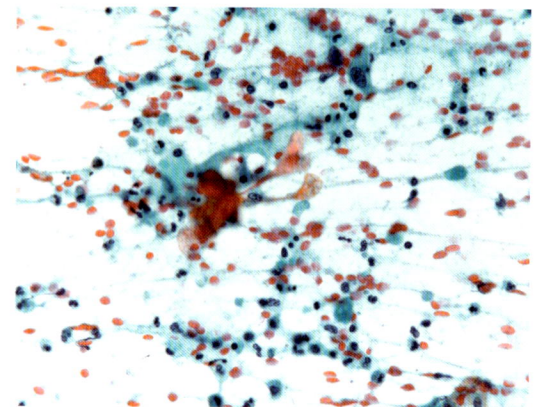

写真4-12　壊死性背景（Pap　対物×20）

3　口腔細胞診でみられる背景の所見（写真4-9～12）

　口腔は消化管の一部であるが，特殊な環境を有する．食物，喫煙，飲酒や補綴物などの外因と毎日，接触している．また，健常な状態では常在菌の存在や唾液により口腔内環境が護られているが，全身疾患，抵抗力の低下や加齢などにより，それらが増殖して病変を惹起することが多い．それゆえ，口腔内環境の変化が細胞所見の背景として現れてくる．

・細菌性背景（写真4-9）：ヘマトキシリン好性の多数の細菌が観察される．
・膿性背景（写真4-10）：細菌塊の背景に多数の好中球がみられる．
・血性背景（写真4-11）：赤血球は固定条件により，エオジン〜淡ライトグリーンに染色される．
・壊死性背景（写真4-12）：強い炎症性変化および悪性腫瘍では，腫瘍細胞が脱核した細胞質のみが観察される．

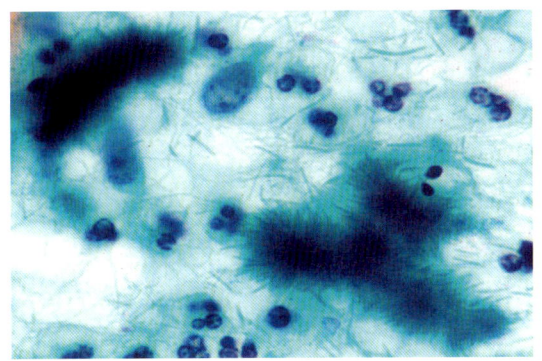
写真4-13　放線菌（Pap　対物×60）

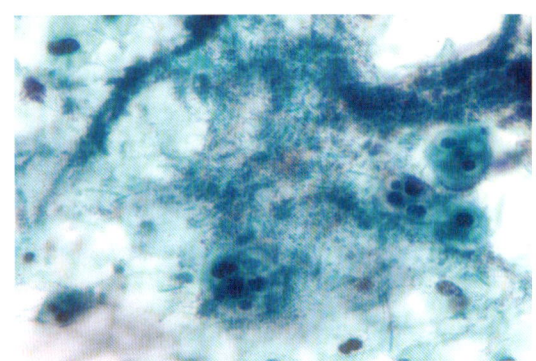
写真4-14　歯肉アメーバ（Pap　対物×60）

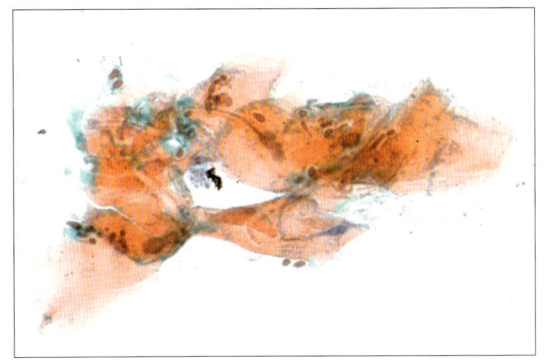
写真4-15　カンジダ（Pap　対物×60）

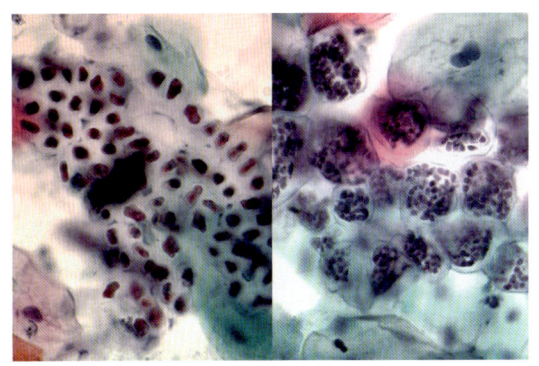
写真4-16　食物残渣（Pap　対物×60）

4 口腔内常在菌および口腔に特徴的な所見（写真4-13〜18）

1）口腔特有の背景

口腔には，正常の状態で種々の細菌が棲みついており，宿主と共生状態を保っている．これら常在細菌叢は病原微生物と拮抗してその増殖を防いでおり，感染防御のための重要な役割を担っている．常在している微生物のなかで，増殖することにより宿主に障害を与え，また口腔細胞所見にしばしば出現する微生物がある．

- 放線菌（写真4-13）：好中球を背景に糸状菌塊として出現する（詳細は28頁参照）．
- 歯肉アメーバ（写真4-14）：広く類円形の胞体内にリンパ球や好中球を取り込んでいる．
- カンジダ（写真4-15）：褐色ないし透明に見える仮性菌糸が表層細胞を貫くようにみられる（詳細は34頁参照）．
- 食物残渣（写真4-16）：口腔内洗浄をしないで細胞診を行うと，しばしば食物残渣が認められる．

2）喫煙習慣と細胞像

タバコは口唇で挟み，熱，煙や化学物質に最も近くで曝露する組織が口腔である．

喫煙は口腔粘膜に非常に影響を与える生活習慣である．

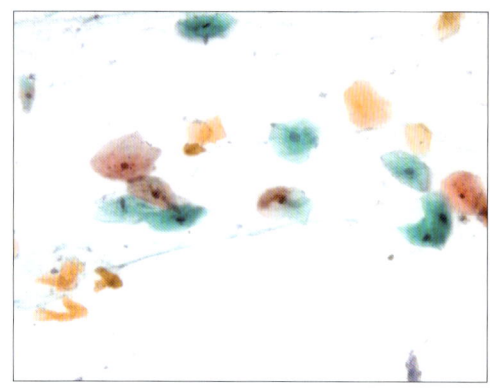

a. 舌縁（Pap　対物×40）

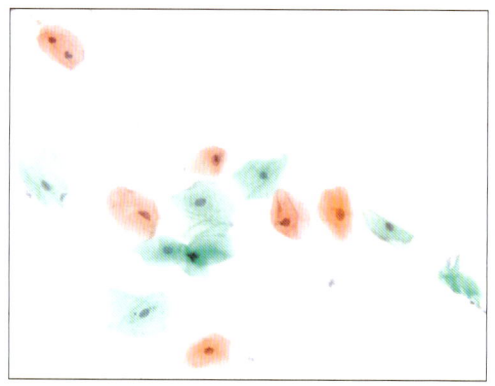

a. 舌縁（Pap　対物×40）

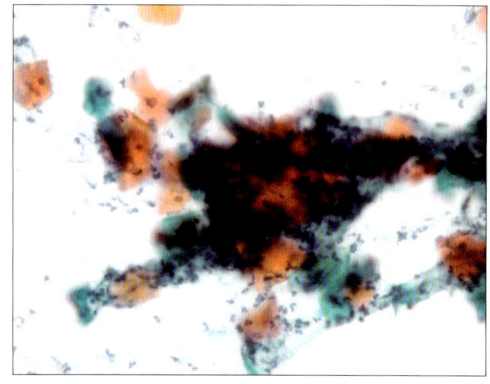

b. 歯肉（Pap　対物×40）

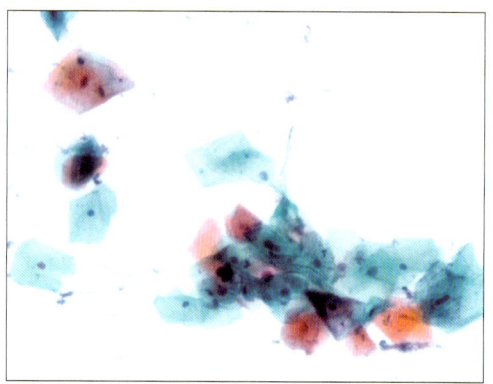

b. 歯肉（Pap　対物×40）

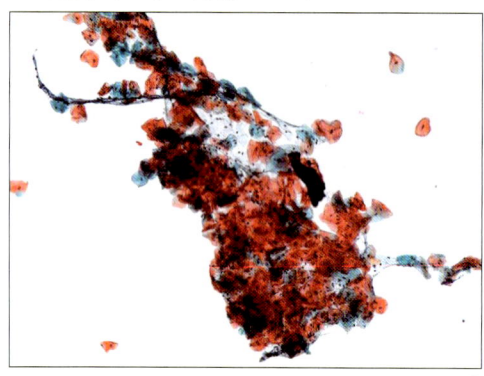

c. 頬粘膜（Pap　対物×10）

写真 4-17　喫煙者の細胞像

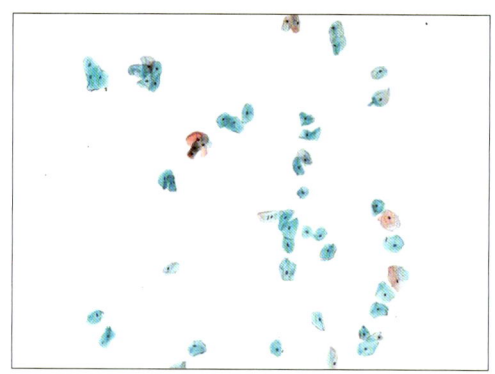

c. 頬粘膜（Pap　対物×10）

写真 4-18　非喫煙者の細胞像

　喫煙習慣は，口腔粘膜所見に影響を与える．
　喫煙者の舌縁の細胞所見は，非喫煙者と比較して角化が亢進し，多数のオレンジG好性の角質片が認められる．喫煙者の歯肉の細胞所見は，非喫煙者と比較してリンパ球主体の炎症性背景に，表層型扁平上皮細胞が集塊で観察される．オレンジG好性の角化細胞の割合が高く，軽度核腫大がみられるが，細胞異型は認められない．喫煙者の頬粘膜の細胞所見は，弱拡大にて細胞が多量に集塊を形成して出現する傾向がみられる．出現している細胞は，非喫煙者と比較して顕著に角化亢進がみられる．高熱と煙の影響を最も受ける頬粘膜は，特に喫煙の強い影響をうける．
　喫煙習慣がある患者の細胞所見は，非角化型の被覆上皮でも，角化亢進が認められるため，注意が必要である．

変性した細胞所見について
（写真 4-19, 20）

　唾液の分泌量が減少している高齢者や全身疾患

第4章 口腔粘膜の構造・組織像・細胞像

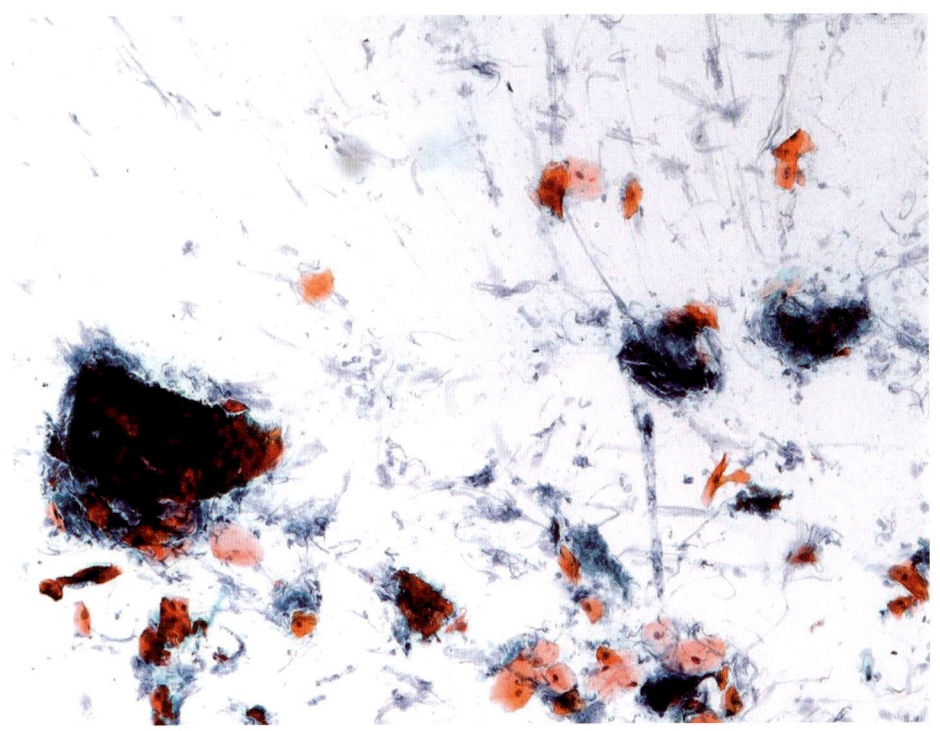

写真4-19　乾燥による変性（Pap　対物×10）

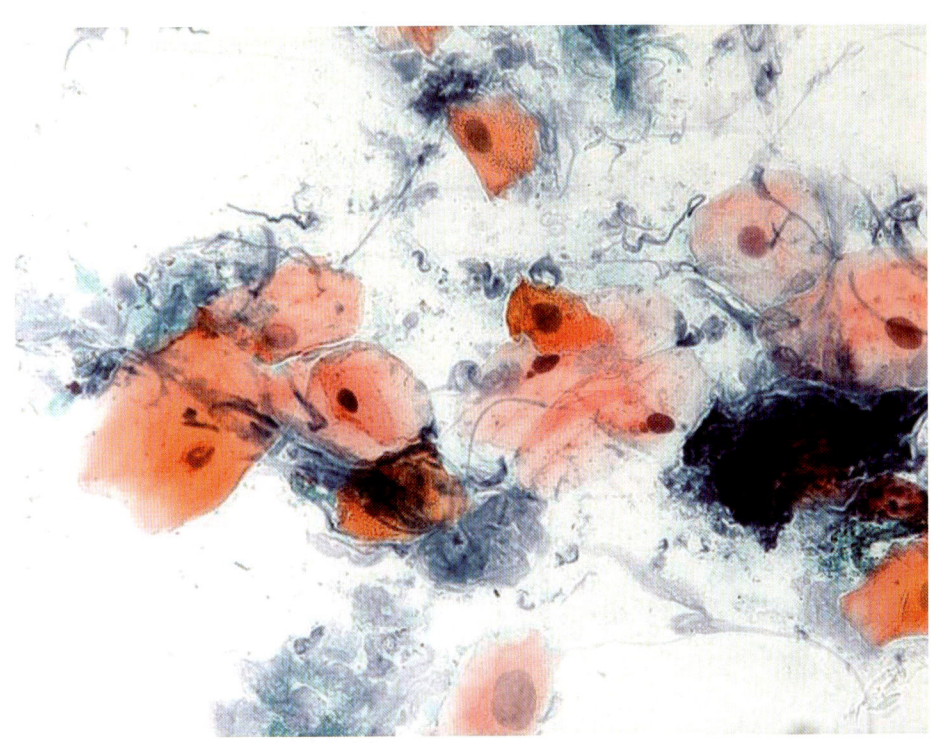

写真4-20　乾燥による変性（Pap　対物×60）

を有する患者から採取した場合，迅速に湿潤固定を行わなかった場合，標本が乾燥する．

　乾燥による変性所見とは，細胞質の境界が不明瞭になり，核の膨化が認められる．また，偽角化を呈することもある．さらに，唾液量の減少を原因とした乾燥の場合，患者の口腔内には細菌が増殖しているために，細菌性ないし炎症性背景を伴う．診断精度に影響を及ぼしてしまうので，標本作製は均質化される必要がある．

（久山　佳代）

第5章 症例提示

1 口腔粘膜の感染症（山本浩嗣，松本　敬）

- 症例 1 …………… 23
- 症例 2 …………… 25
- 症例 3 …………… 27
- 症例 4 …………… 29
- 症例 5 …………… 31
- 症例 6 …………… 33
- 症例 7 …………… 35

2 口腔粘膜皮膚疾患および全身疾患に伴う口腔病変（山本浩嗣，松本　敬）

- 症例 8 …………… 37
- 症例 9 …………… 39
- 症例 10 ………… 41
- 症例 11 ………… 43
- 症例 12 ………… 45
- 症例 13 ………… 47
- 症例 14 ………… 49

3 口腔粘膜上皮の腫瘍および腫瘍状疾患（山本浩嗣，松本　敬）

- 症例 15 ………… 51
- 症例 16 ………… 53
- 症例 17 ………… 55
- 症例 18 ………… 59
- 症例 19 ………… 65
- 症例 20 ………… 67
- 症例 21 ………… 69

4 口腔軟組織の腫瘍および腫瘍状疾患（非上皮性）（加藤　拓，久山佳代）

- 症例 22 ………… 71
- 症例 23 ………… 73
- 症例 24 ………… 75
- 症例 25 ………… 77
- 症例 26 ………… 79
- 症例 27 ………… 81
- 症例 28 ………… 83
- 症例 29 ………… 85
- 症例 30 ………… 87
- 症例 31 ………… 89

5 顎骨の病変（久山佳代，加藤　拓）

- 症例 32 ………… 91
- 症例 33 ………… 93
- 症例 34 ………… 95

6 唾液腺疾患（加藤　拓，久山佳代）

- 症例 35 ………… 97
- 症例 36 ………… 99
- 症例 37 ………… 101
- 症例 38 ………… 103
- 症例 39 ………… 105

7 液体処理細胞診（久山佳代）

- 症例 40 ………… 107

症例1

症例：43歳，男性．下口唇右側小水疱．
臨床所見：口唇粘膜皮膚移行部に直径1〜3mmの周囲に紅斑を伴う水疱がみられる．水疱の一部は破れて，痂皮で覆われている．

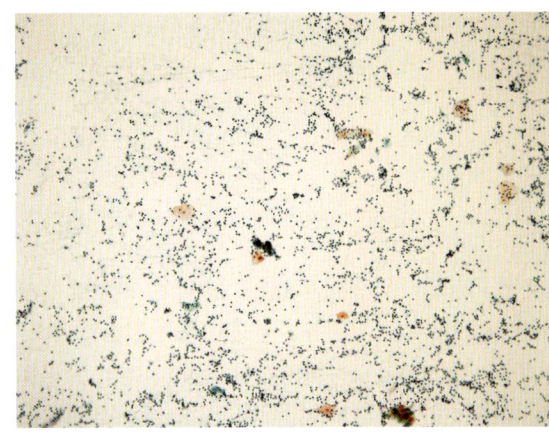

写真5-1-1 （Pap　対物×10）　　写真5-1-2 （Pap　対物×40）

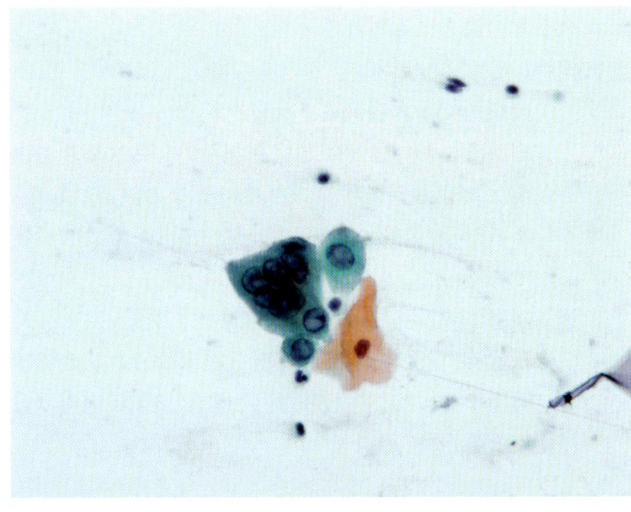

写真5-1-3 （Pap　対物×60）

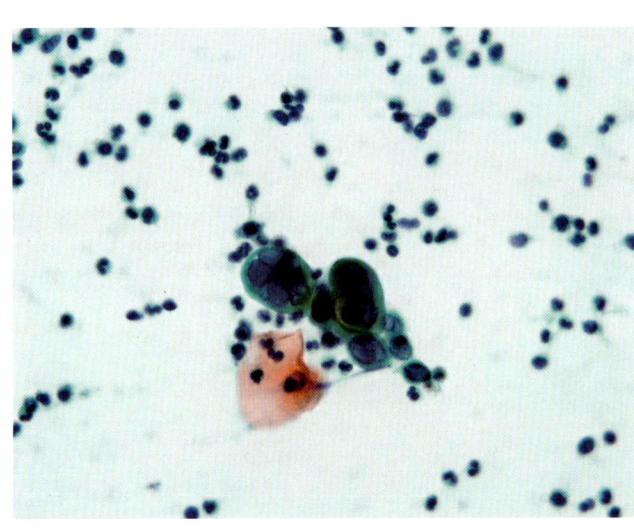

写真5-1-4 （Pap　対物×60）

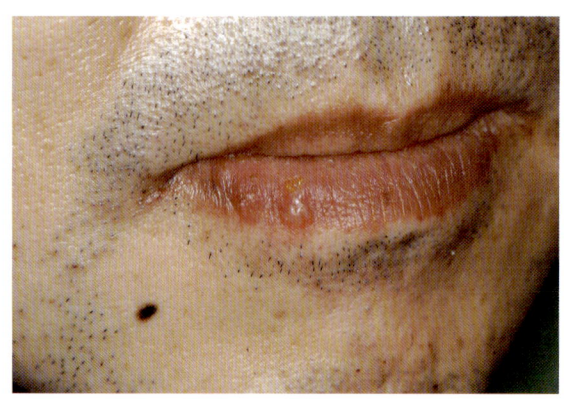

写真 5-1-5　口唇疱疹（口唇に病変が生じた場合）

単純疱疹（herpes simplex）

細胞所見：好中球およびリンパ球の炎症性背景にライトグリーンに好染する傍基底ないし基底細胞が認められる（写真 5-1-1）．細胞は N/C 比大，大小不同を伴い，核クロマチンがスリガラス状を示し，核辺縁に凝集している（写真 5-1-2，3）．また，多核形成，核圧排像（molding）を有する細胞も散見される（写真 5-1-3，4）．

肉眼所見：右側下口唇に水疱形成が認められる．自壊後には，痂皮を形成する（写真 5-1-5）．

組織所見：重層扁平上皮の細胞間橋が破壊されて，上皮内水疱を形成する．上皮内水疱内には，変性したり，膨化した上皮細胞（風船様細胞）が浮遊する．また，上皮細胞には，好酸性のやや大型の核内封入体を認めることもある．水疱は容易に破れ，びらん，あるいは潰瘍となると，炎症反応が合併する．ウイルス感染症で生検されることはほとんどない．

概要：単純ヘルペスウイルス（herpes simplex virus, HSV）は，抗原性により HSV1 型（口腔，皮膚，角膜），HSV2 型（性器）に分類されて，直径約 200nm の球形の DNA ウイルスであり，核内で増殖し多核形成，スリガラス状といった特徴的な細胞像を示す．発生部位は，口唇，口蓋，歯肉等にみられる．1～2 週間位で治癒する．1～5 歳の小児（初感染），再発性口唇ヘルペスとして免疫力低下，ストレス，妊娠，重症疾患などの成人にみられる．

細胞診のポイント：
①肉眼的には水疱形成，痂皮を伴う．
②細胞診において，傍基底細胞ないし基底細胞の出現，スリガラス状核，クロマチンの核辺縁凝集，多核形成，核の圧排像（molding）が特徴的所見である．

鑑別疾患：
帯状疱疹（25 頁），手足口病（臨床的および血清学的に鑑別する），尋常性天疱瘡（45 頁），類天疱瘡（自己免疫疾患）（47 頁）．

症例 2

症例：26 歳，男性．顔面および口蓋部小水疱．
臨床所見：左側下口唇から左側オトガイ皮膚に及ぶ小水疱の集簇がみられる．水疱は破れて，痂皮で覆われている部もある．口腔底左側に偽膜で覆われた潰瘍がみられる．発熱，不快感などの軽度の全身症状と，痛みを伴う．

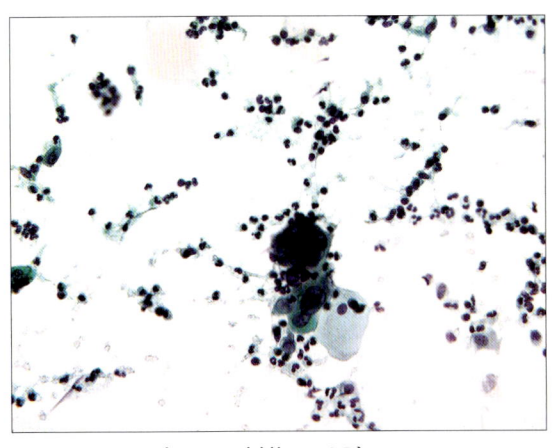

写真 5-2-1 （Pap　対物×40）

写真 5-2-2 （Pap　対物×40）

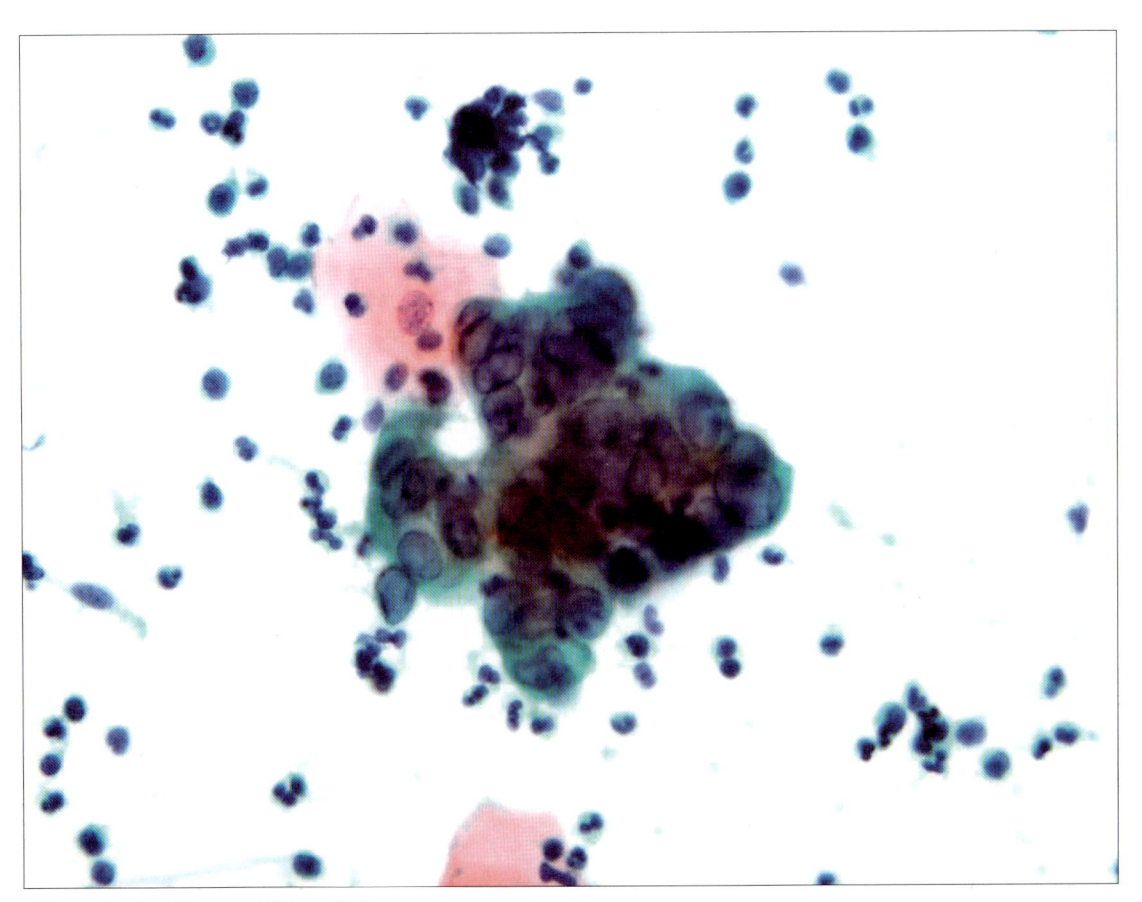

写真 5-2-3 （Pap　対物×60）

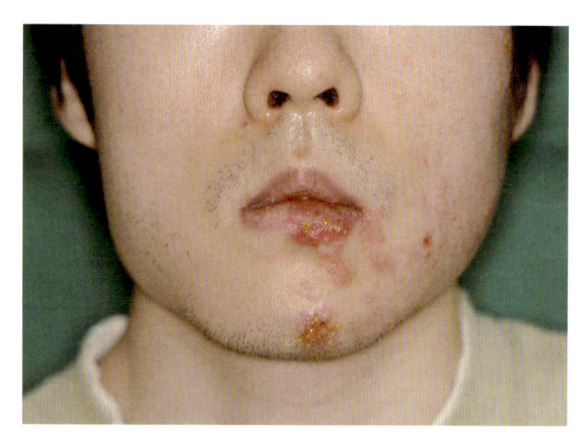

写真 5-2-4　皮膚に生じた水疱・びらん

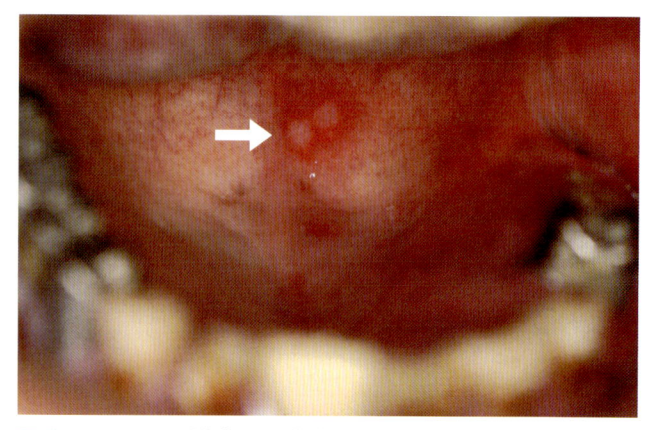

写真 5-2-5　口腔底の口内炎

帯状疱疹（herpes zoster）

細胞所見：好中球およびリンパ球の炎症性背景にライトグリーンに好染する傍基底ないし基底細胞が認められる（写真5-2-1～3）．細胞はN/C比大，大小不同を伴い，核クロマチンがスリガラス状を示し，核辺縁に凝集している（写真5-2-2, 3）．また，多核形成，核圧排像（molding）を有する細胞も散見される（写真5-2-2, 3）．

肉眼所見：口唇，左側オトガイから頬粘膜に及ぶ小水疱が認められる．一部でびらんが破れ，痂皮を形成しているが，正中を越えない病変である（写真5-2-4）．口腔内には，左側口腔底に周囲を紅暈に囲まれた偽膜形成を伴う口内炎が観察される（写真5-2-5）．

組織所見：上皮内に小水疱を形成する．上皮細胞は腫大し，核内には好酸性の封入体を伴う．

概要：水痘帯状疱疹ウイルス（vericella-zoster virus, VZV）感染症である．小児に水痘症を起こし，神経節に潜伏感染していたVZVの再活性化により帯状疱疹を引き起こす．再活性化は加齢，ストレス，免疫力の低下などが背景に挙げられる．中年以降の成人に多く，発熱や片側性の神経症状（疼痛，ピリピリ感，不快感，接触痛）などが初発症状として現れ，やがて上半身や顔面皮膚や口腔の半側に小水疱が形成される．口腔粘膜は薄いために，小水疱で発見されることは少なく，びらん形成後にみつけられることが多い．

細胞診のポイント：

①核腫大を伴う上皮細胞の出現．
②核クロマチンはスリガラス状を呈する．
③しばしば多核化し，核圧排像（molding）が認められる．
④単純疱疹と細胞所見は同じである．

鑑別疾患：

単純疱疹（23頁），手足口病（臨床的および血清学的に鑑別する），尋常性天疱瘡（45頁），類天疱瘡（47頁）．

症例 3

症例：44歳，男性．下顎右側大臼歯抜歯窩周囲の腫脹および開口障害．
臨床所見：右側頬部から頸部にかけて軽度の熱感を伴った腫脹および圧痛を認める．開口障害を伴い，口腔内は右側下顎大臼歯部抜歯窩部位に発赤・腫脹がみられる．

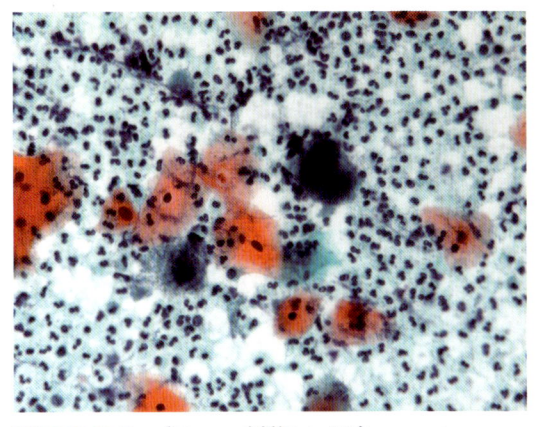

写真 5-3-1 （Pap 対物×40）

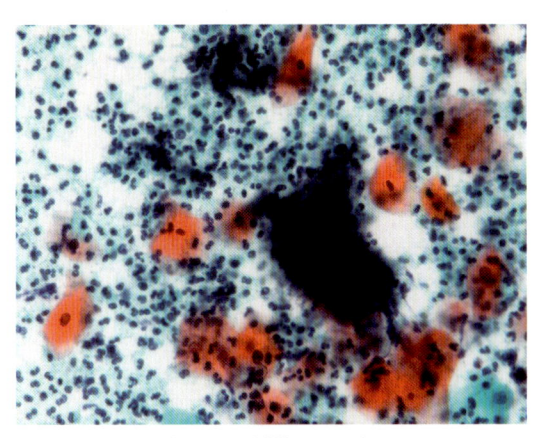

写真 5-3-2 （Pap 対物×40）

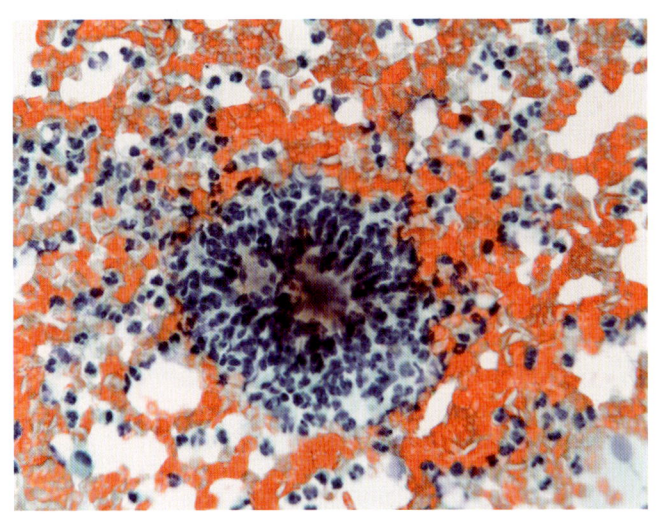

写真 5-3-3 （Pap 対物×60）

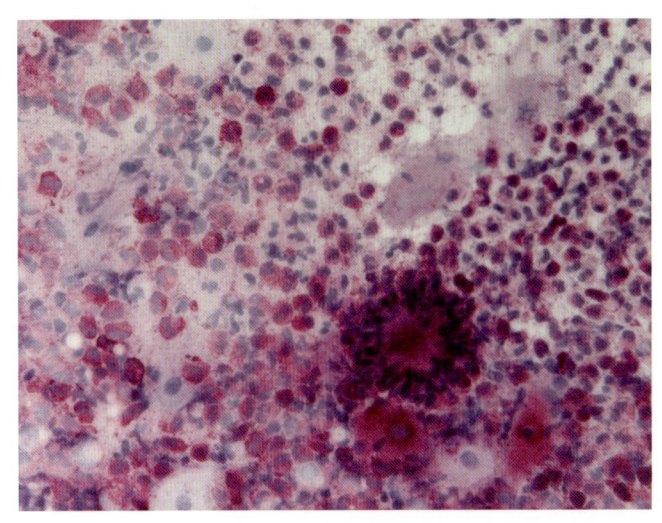

写真 5-3-4 （PAS 対物×60）

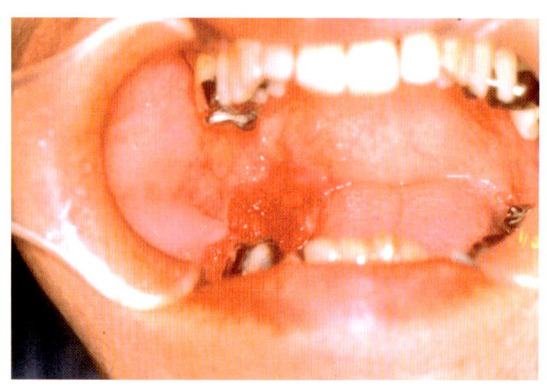

写真 5-3-5　抜歯窩周囲の発赤・腫脹

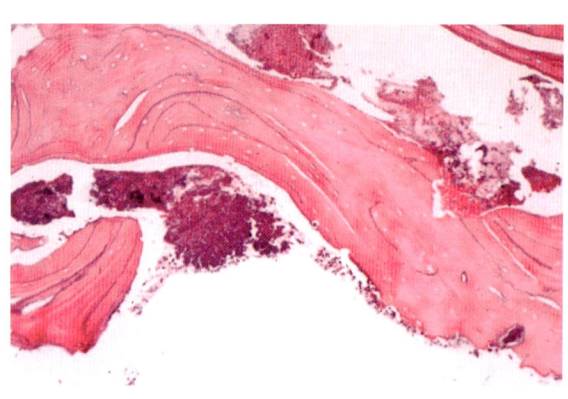

写真 5-3-6　（H.E.　対物×20）

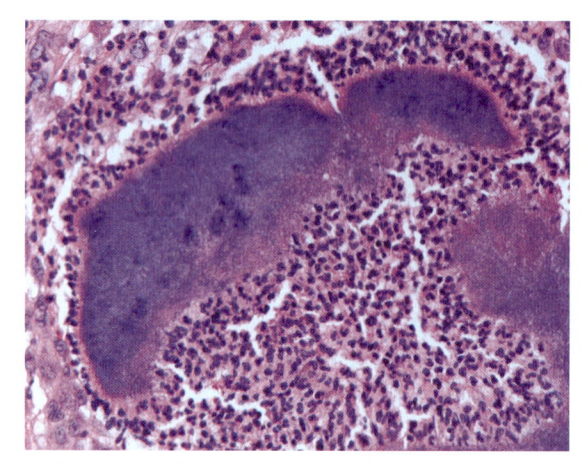

写真 5-3-7　（H.E.　対物×40）

放線菌症（actinomycosis）

細胞所見：好中球を主体とする炎症性背景に，黒褐色調を示す菌塊（Druseまたは硫黄様顆粒）を認める（写真5-3-1～3）．また，一部には菌塊を取り囲むように好中球が集合し，それらの菌塊はPAS反応陽性を示す（写真5-3-4）．

肉眼所見：下顎大臼歯抜歯窩周囲が発赤・腫脹し，開口障害をきたす（写真5-3-5）．病巣はやがて軟化して膿瘍を形成し，ときに自壊して瘻孔を生じる．

組織所見：腐骨周囲にヘマトキシリン好性の菌塊，菌塊を取り囲むように多数の好中球を伴う肉芽組織を認める（写真5-3-6）．類円形ないし馬蹄形を呈する菌塊の内部はヘマトキシリン好性の菌糸が絡み合い，菌塊の表面にはエオジン好性の棍棒体が配列し，その先端には好中球が付着している（写真5-3-7）．

概要：放線菌症は，従来，臨床像または病理組織学的特徴から真菌症として取り扱われてきた．しかしながら，近年では細菌感染症として扱われている．放線菌は口腔内ではう窩，歯周ポケット，扁桃などに常在菌として存在し，病原性の比較的弱いグラム陽性の嫌気性細菌で代表的なものとして*Actinomyces israelii*が挙げられる．これらが炎症，外傷，抜歯，その他の刺激により組織内に侵入し，感染を起こすとされている．顎骨内に生じたものは顎放線菌症といわれ，下顎大臼歯に多い．

細胞診のポイント：
　①細胞診による黒褐色調を示す菌塊（Druseまたは硫黄様顆粒）をみつけることが重要である．

鑑別疾患：
　急性壊死性潰瘍性歯肉炎（31頁），扁平上皮癌（59，65頁）．

症例 4

症例：74歳，男性．頸部リンパ節腫脹．
臨床所見：左側頸部リンパ節の無痛性腫脹．風邪様症状が続いている．

写真 5-4-1 （Pap 対物×10）

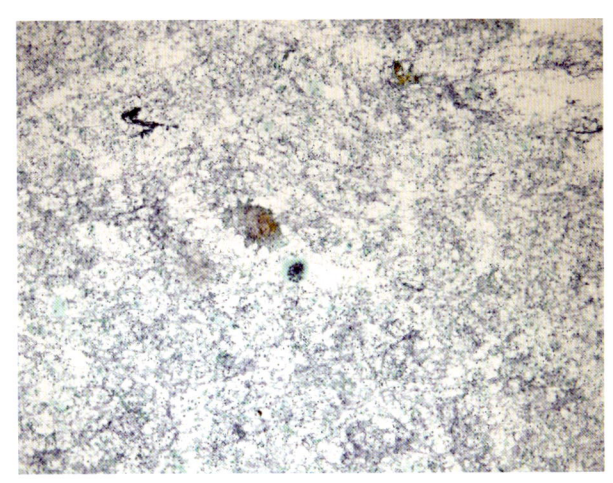

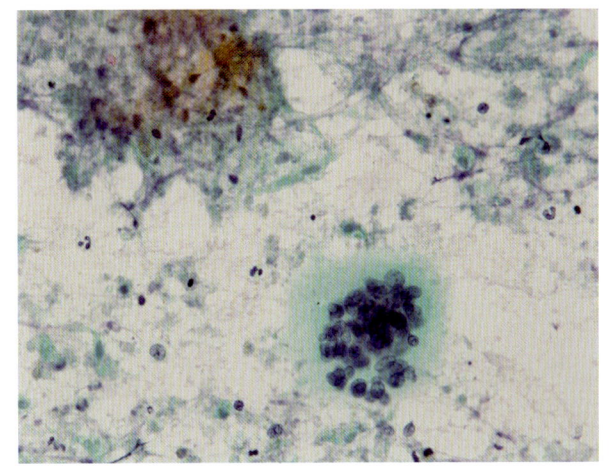

写真 5-4-2 （Pap 対物×60）

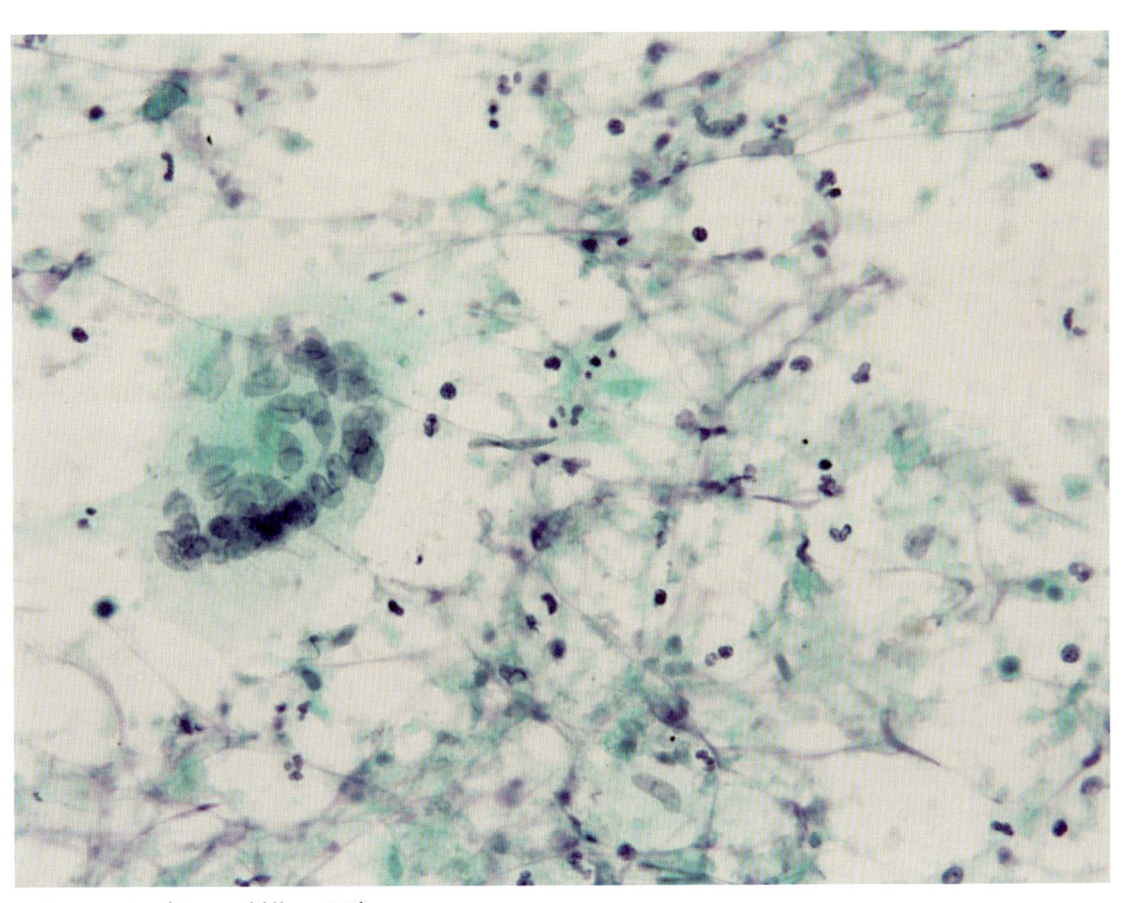

写真 5-4-3 （Pap 対物×60）

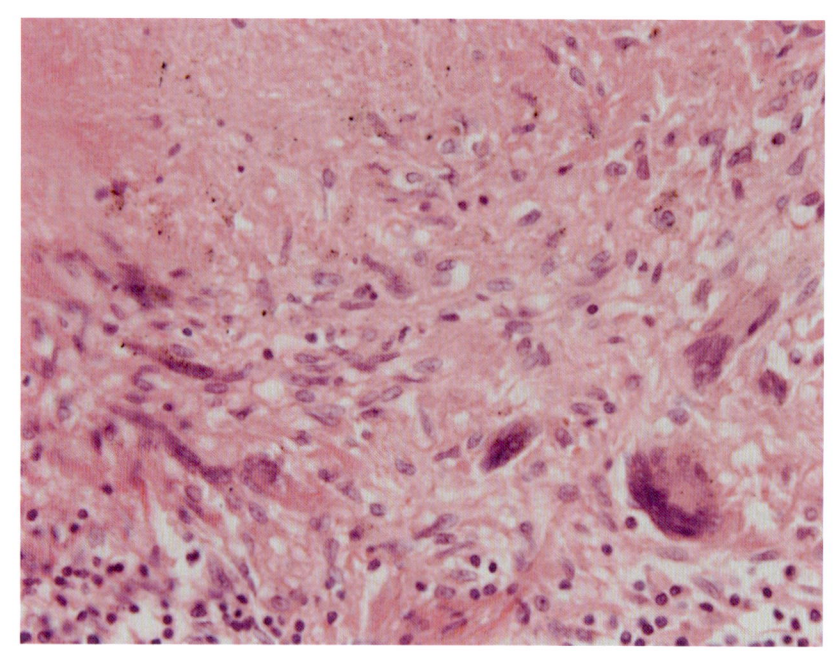

写真5-4-4 (H.E. 対物×60)

結核性リンパ節炎（tuberculous lymphadenitis）

細胞所見：リンパ球を混じる壊死性背景に，壊死物質塊や多核巨細胞が散見される（**写真5-4-1, 2**）．強拡大にて，類円形ないし紡錘形を呈する類上皮細胞や核が細胞質の周辺に馬蹄形または花冠状に配列するLanghans型多核巨細胞が観察される．類上皮細胞は，細胞境界が不明瞭で突起を有する（**写真5-4-3**）．

組織所見：原発である肺の結核結節の病理組織像である．乾酪壊死巣の周囲には，多数の類円形ないし紡錘形を呈し，ヘマトキシリンに淡染する長楕円形核を有する類上皮細胞が集簇し，これらが癒合して核が馬蹄形または花冠状に配列するLanghans型多核巨細胞が散見される（**写真5-4-4**）．

概要：頸部リンパ節の結核性リンパ節炎は二次感染により認められる．結核性リンパ節炎は頸部に好発し，肺結核症に現在罹患する，あるいは既往がある場合が多い．

細胞診のポイントと鑑別点：
①背景は，リンパ球が混じる壊死性背景である．
②弱拡大でも，Langhans型多核巨細胞の散見が認められる．
③類上皮細胞は，類円形ないし紡錘形核を呈し，核が淡染性である．
④Langhans型多核巨細胞は，核が細胞質の周囲に馬蹄形ないし花冠状に配列する．

症例 5

症例：84歳，女性．義歯を装着すると当たって痛い．
臨床所見：下顎総義歯床縁の当たる歯肉粘膜に，灰白色の潰瘍を認める．

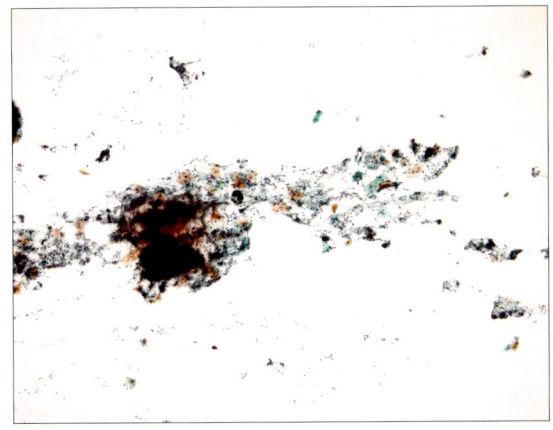

写真 5-5-1 （Pap　対物×10）

写真 5-5-2 （Pap　対物×40）

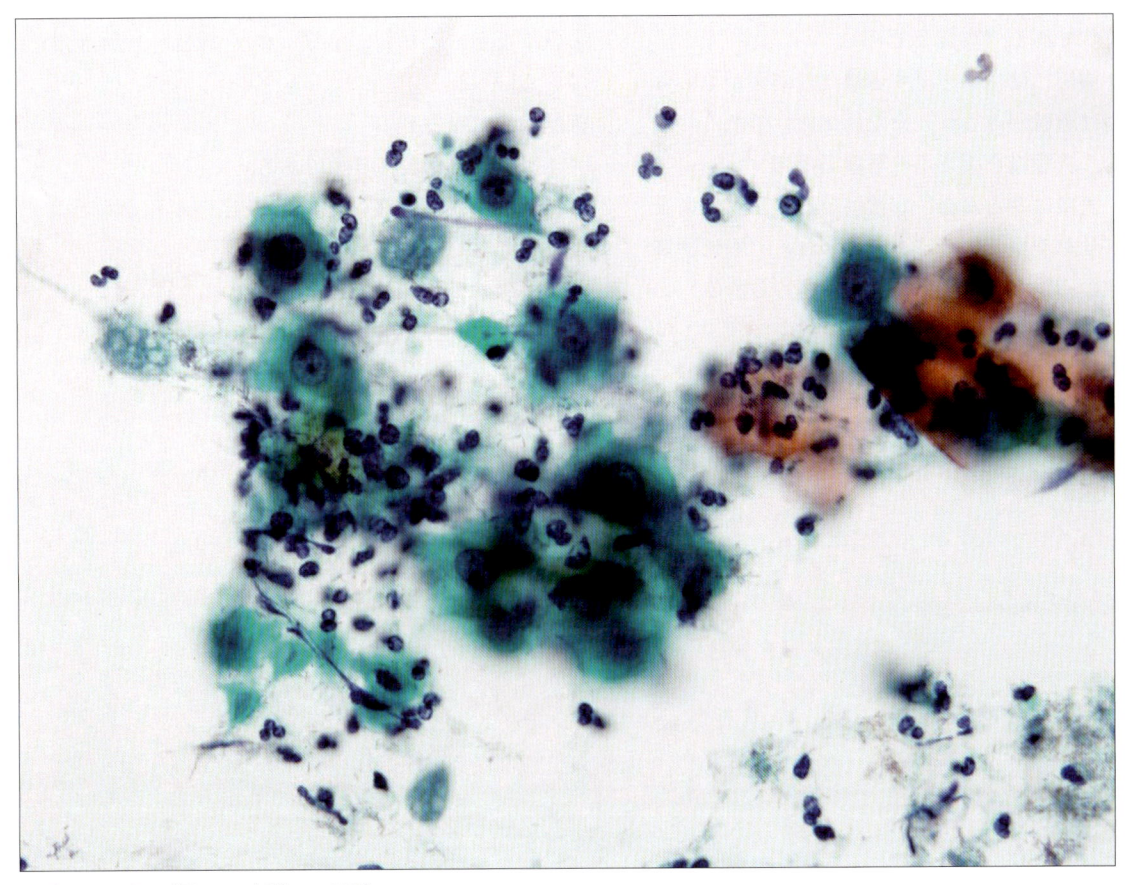

写真 5-5-3 （Pap　対物×60）

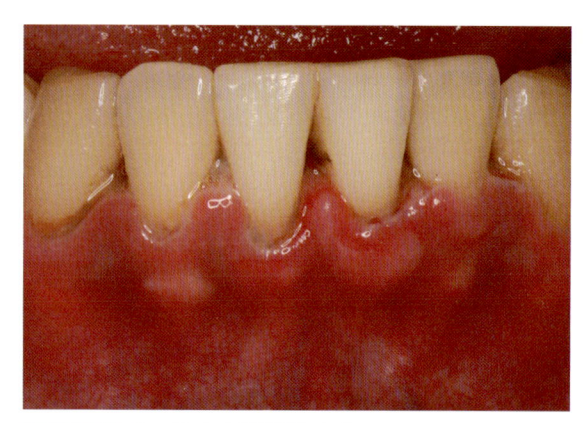

写真 5-5-4　歯肉の壊死性病変

急性壊死性潰瘍性歯肉炎（acute necrotizing ulcerative gingivitis）

細胞所見：好中球ないしリンパ球を主体とする炎症性背景に，多数の細菌，変性物質およびライトグリーンあるいはオレンジG好性の表層型扁平上皮細胞が観察される（**写真 5-5-1〜3**）．表層細胞の核は軽度腫大し，明瞭な核小体を有し，核縁は肥厚傾向がみられるが細顆粒状である（**写真 5-5-3**）．

肉眼所見：歯肉には白色を呈する壊死性病変が認められる．歯肉は腫脹がみられ，また易出血性である．口臭が著しく，接触痛を訴える（**写真 5-5-4**）．

組織所見：表層はびらんないし潰瘍を形成し，潰瘍表層はフィブリンや壊死物質により覆われる．壊死物質内には多数の紡錘菌やスピロヘータが認められる．また炎症性細胞浸潤が著しい．

概要：歯肉に壊死と潰瘍を呈する比較的まれな病変である．歯肉の紡錘菌とスピロヘータの混合感染（Vincent感染）である．潰瘍表面は壊死物質やフィブリンの析出からなる灰白色の偽膜が形成される．成人に多く，口腔内の不衛生，疲労，ストレスや抵抗力の低下などにより発症する．タバコが原因ともいわれている．

細胞診のポイント：
　①炎症性，細菌性背景である．
　②表層型扁平上皮細胞には炎症性変化が観察される．

鑑別疾患：
　放線菌症（27頁），扁平上皮癌（59，65頁）．

症例6

症例：67歳，女性．上顎歯肉〜口蓋部および舌背部白色病変．
臨床所見：白色調で，擦ると取れる偽膜を形成し，一部でびらんを伴う．

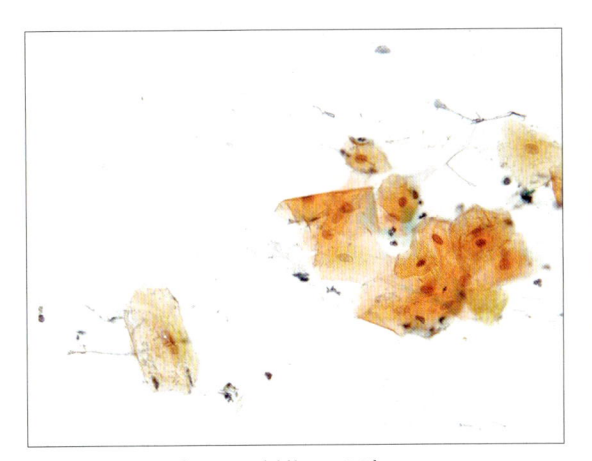

写真5-6-1 （Pap　対物×40）

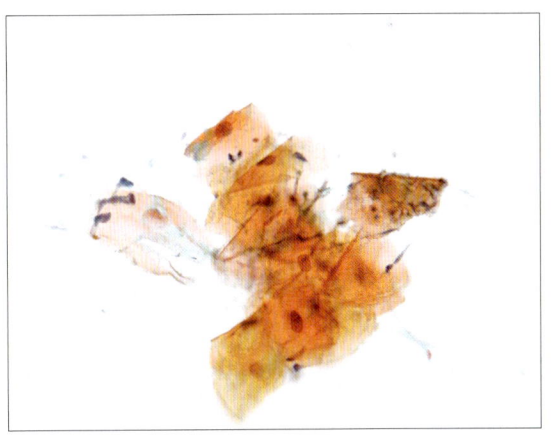

写真5-6-2 （Pap　対物×40）

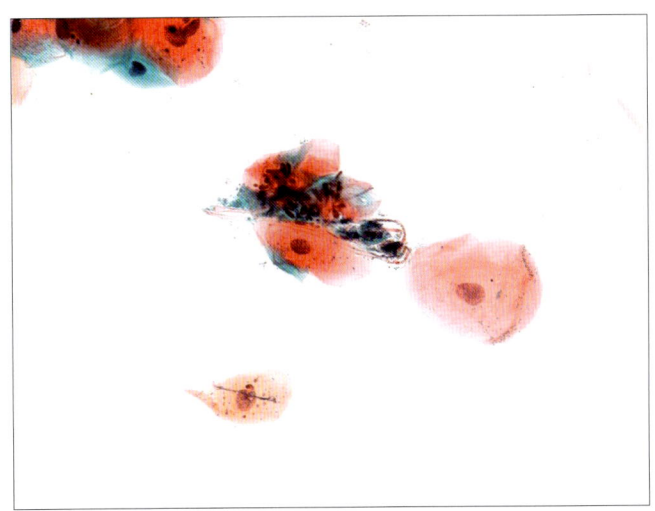

写真5-6-3 （Pap　対物×40）

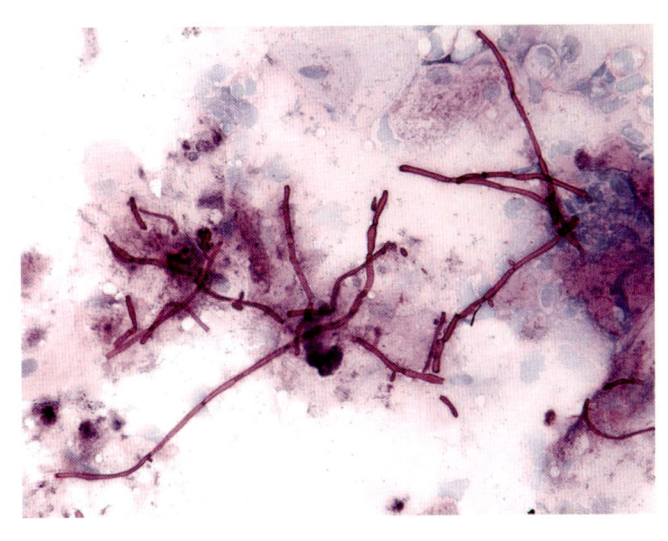

写真5-6-4 （PAS　対物×60）

第 5 章　症例提示

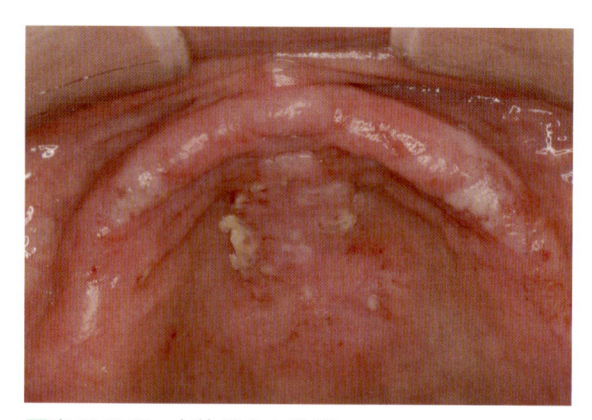

写真 5-6-5　点状発赤と偽膜

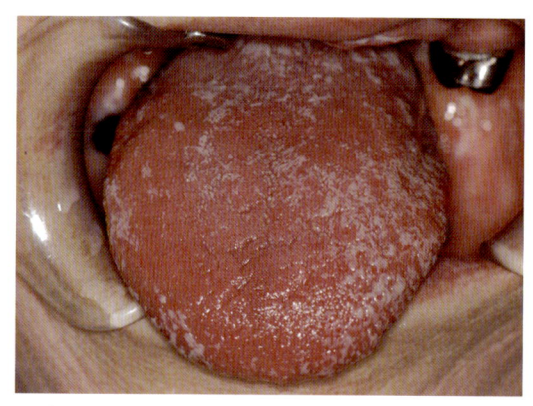

写真 5-6-6　白色偽膜

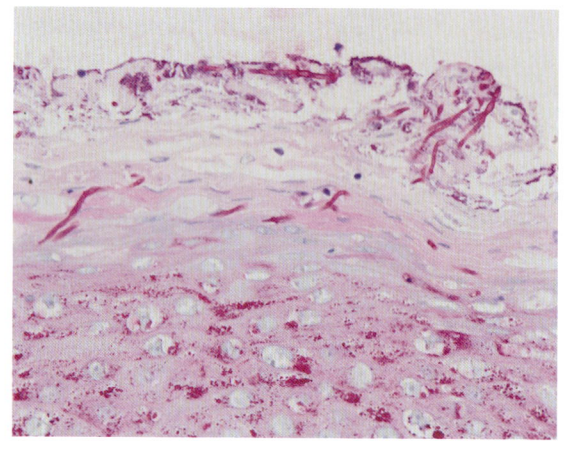

写真 5-6-7　（PAS　対物×60）

口腔カンジダ症（oral candidiasis）

細胞所見：軽度の炎症性背景に，細胞質はエオジン～オレンジGに好染し，軽度の核腫大，大小不同を伴う表層細胞を認める（写真 5-6-1, 2）．淡い灰褐色を呈する仮性菌糸が細胞質を貫通する所見も認められる．症例によっては，細胞間に成熟リンパ球大の酵母細胞が多数出現している（写真 5-6-3）．いずれの症例も Papanicolaou 染色での観察は難しく，PAS 反応や Giemsa 染色により，菌糸の太さが強調されるためにカンジダ属の検出が容易になる（写真 5-6-4）．

肉眼所見：上顎歯槽粘膜および硬口蓋には，点状発赤と白色偽膜が混在してみられる（写真 5-6-5, 6）．舌背全体におよぶ灰白色の偽膜が付着し，擦ることにより容易に取れる．

組織所見：表層粘膜の角化層から有棘層浅層にかけて，カンジダ属の仮性菌糸および菌糸が粘膜面に対して垂直に侵入・増殖している．また角化層には，酵母細胞が付着している（写真 5-6-7）．上皮下結合織には炎症反応が認められる．

概要：カンジダ症（鵞口瘡）は，口腔の真菌症として は最も多く，口角びらん，義歯性口内炎や正中菱形舌炎の発症に関与している．Candida albicans による真菌感染症である．白斑，偽膜，潰瘍やびらんなど，多彩な臨床所見を呈する．カンジダ属の増殖を促す因子は，内因として年齢，口腔乾燥症や全身疾患などが，外因として薬物，補綴物，不衛生な口腔環境などが挙げられる．近年では，AIDS の代表的な口腔内症状といわれている．また上皮異形成にカンジダが関与することがある．

細胞診のポイント：

①肉眼所見では，白色偽膜を伴う場合は剝離が容易である．

②細胞診では菌体の確認が重要である．上述のごとく，PAS 反応ないし Giemsa 染色が有用である．

③仮性菌糸は有隔性菌糸で，酵母細胞は成熟リンパ球大である．

鑑別疾患：

扁平苔癬（前癌状態）（43 頁），白板症（前癌病変）（53, 55 頁）．

症例 7

症例：45歳，鼻閉感および軽度の頭痛．
X線所見：右側上顎洞内に軟組織陰影を認める．

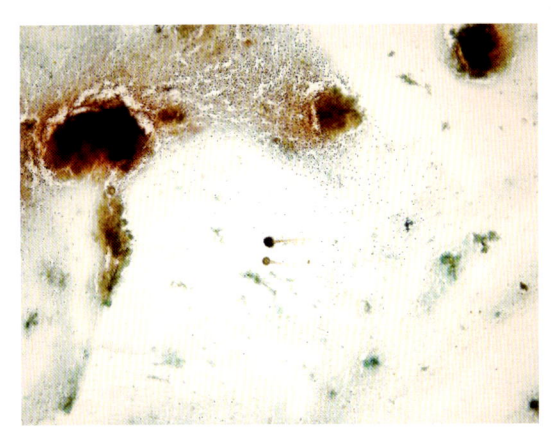

写真 5-7-1 （Pap　対物×10）

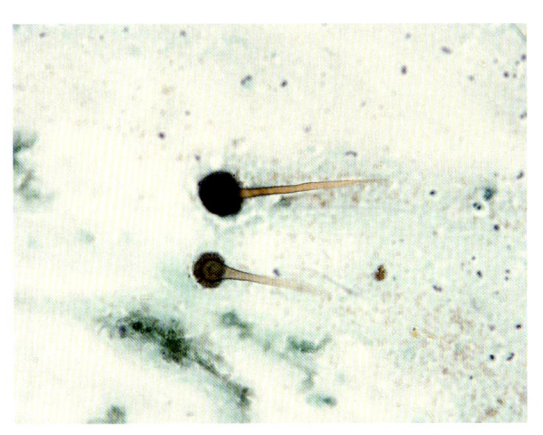

写真 5-7-2 （Pap　対物×60）

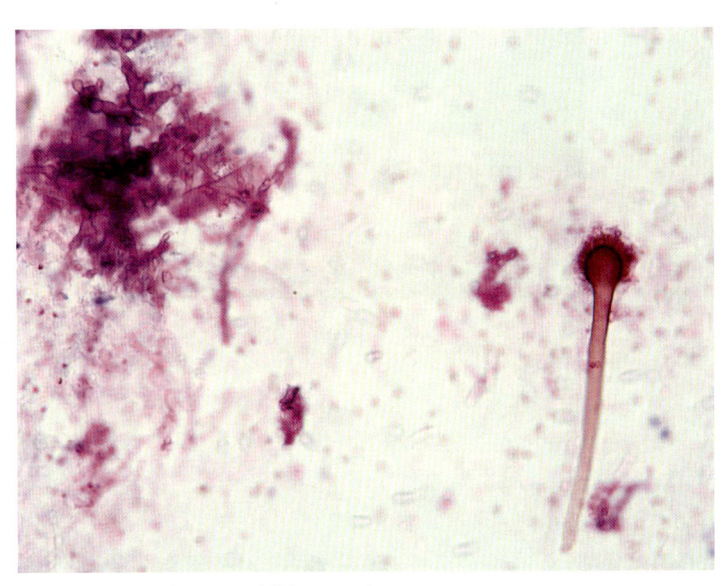

写真 5-7-3 （PAS　対物×60）

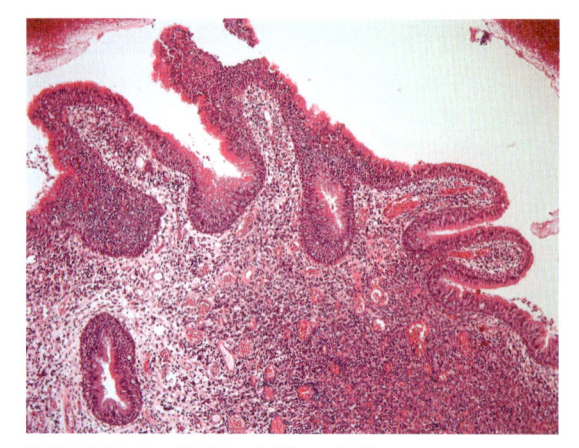

写真 5-7-4 (H.E. 対物×20)

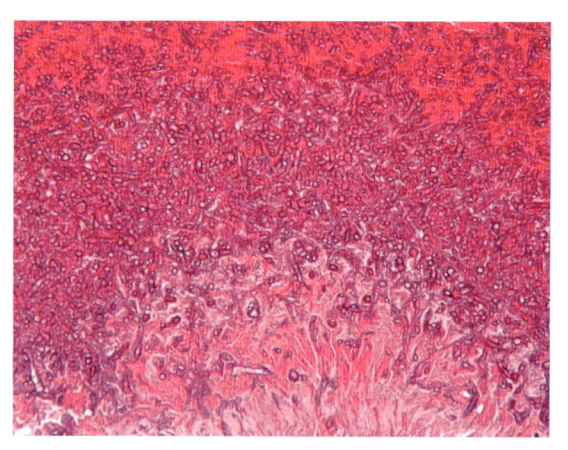

写真 5-7-5 (H.E. 対物×60)

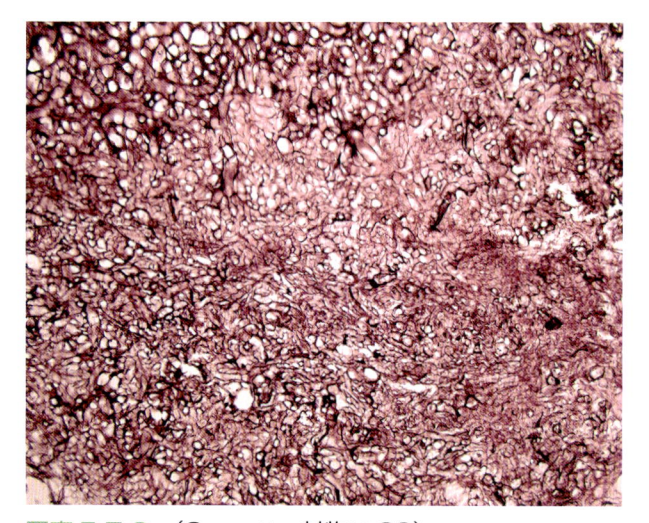

写真 5-7-6 (Grocott 対物×60)

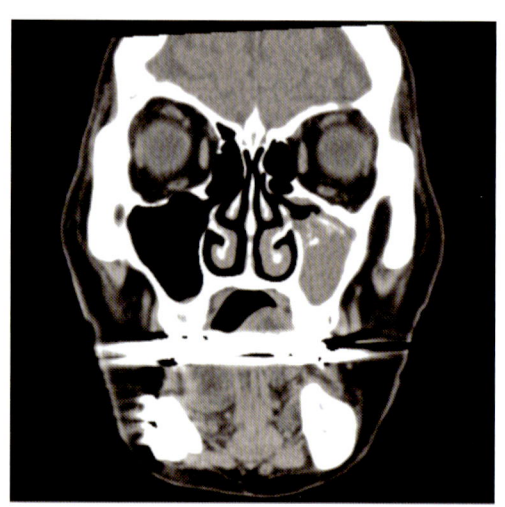

写真 5-7-7 右側上顎洞内の不透過像

アスペルギルス症 (aspergillosis)

細胞所見：炎症性細胞浸潤背景に 2～5μm で隔壁を持ち，Y 字型の 2 分岐をし分岐角は 45 度である（写真 5-7-1, 2）．ときに分生子（C：分生子 conidium, P：フィアライド phialide, V：頂囊 vesicle, CP：分生子柄 conidiophare）を有する．Aspergillus fumigatus が代表的である．菌体は PAS 反応陽性を示す（写真 5-7-3）．

X 線所見：X 線的には洞内に強い不透過像を含む軟組織陰影で，菌球 fungus ball の陰影を認める（写真 5-7-7）．

組織所見：上顎洞粘膜は浮腫が強く肥厚し，リンパ球，好酸球やマクロファージなどを混じた高度の炎症性細胞浸潤を認める（写真 5-7-4）．洞粘膜上皮はときに剝離・脱落してびらんを形成することもある．洞内容物は菌糸の集塊（菌球）で，層状構造を示し，菌糸は中空状で隔壁を有し，鹿角状に分岐する（写真 5-7-5, 6）．ときに分生子の形成もみられる．粘膜内に菌塊はあまりみられない．

概要：アスペルギルス症は，グラム染色，PAS 反応，Grocott 染色陽性の真菌であり，呼吸器系に感染を起こす．上顎洞のアスペルギルス症は，40～50 歳代，女性に多い，一般に片側で鼻閉，出血などの症状を示す．

細胞診のポイント：
 ①臨床所見で鼻症状を認める．
 ②細胞診では有隔性で分岐角が 45 度の仮性菌糸が認められる．まれに分生子を有する．
 ③上述のごとく，日常の細胞診断では PAS ないし Giemsa 染色が有用である．

鑑別疾患：
 ムコール症．

症例 8

症例：36歳，男性．口臭．
臨床所見：舌背には，灰白色を呈する付着物がまだらに観察され，それらが存在しない部は粘膜面がやや赤みを帯びている．

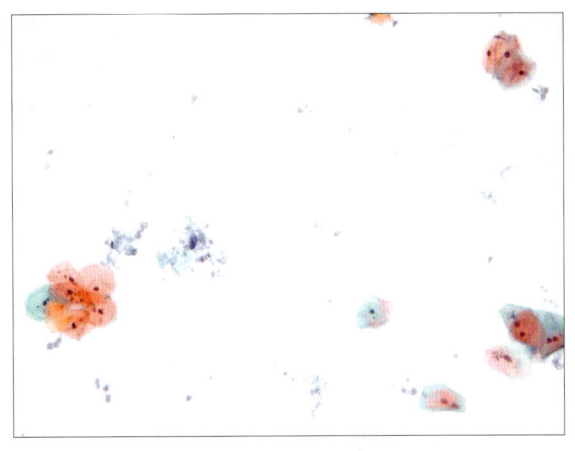

写真 5-8-1 （Pap　対物×20）

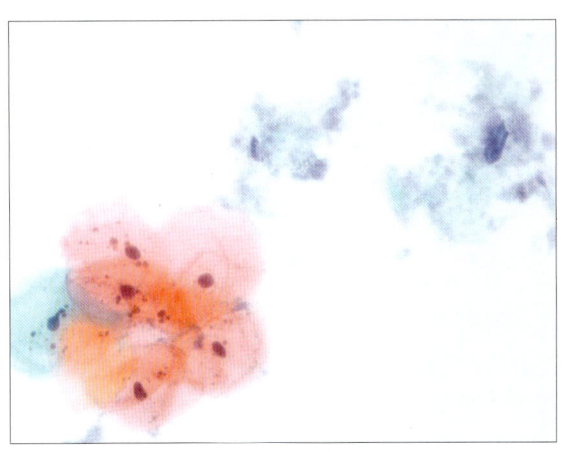

写真 5-8-2 （Pap　対物×60）

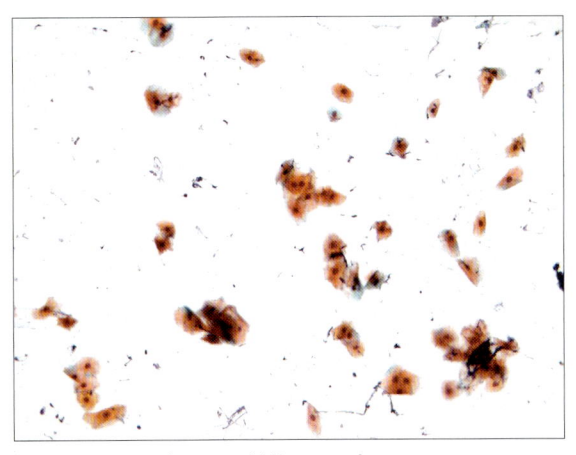

写真 5-8-3 （Pap　対物×20）

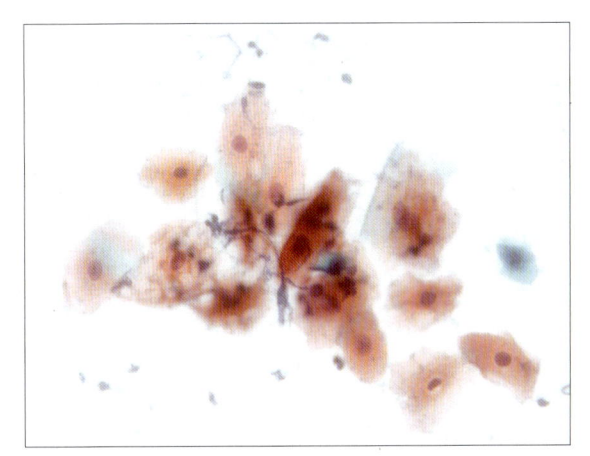

写真 5-8-4 （Pap　対物×60）

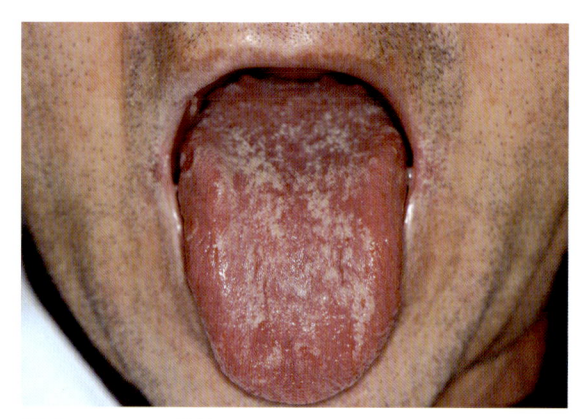

写真 5-8-5　舌苔

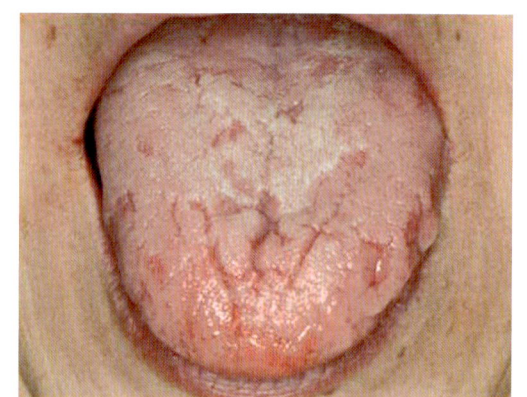

写真 5-8-6　ピリピリ感を呈する舌

舌苔（coated tongue）

細胞所見：背景は非常に汚く，多量の細菌のコロニーが存在し（写真 5-8-1），その中にオレンジGないしエオジン好性の角化型表層細胞が出現する．表層細胞は，軽度の核腫大などの炎症性変化がみられることがある（写真 5-8-2）．

肉眼所見：舌背には，灰白色を呈する舌苔がまだら状（写真 5-8-5）ないし，均一に観察される．

舌のピリピリ感

細胞所見：背景は炎症性細胞や細菌塊がみられ，炎症性変化を伴うエオジン好性の表層型細胞が多数認められる（写真 5-8-3）．出現する細胞には，核腫大，大小不同や核周囲明庭などの炎症性変化が観察される（写真 5-8-4）．

肉眼所見：舌のピリピリ感や違和感を訴える舌は，乾燥していたり，溝状（写真 5-8-6）を呈することがある．また，形態学的に著変がみられない舌まで多様である．

概要：舌苔は，舌背にみられる帯黄白色の堆積物で，中央から舌根部にかけて認められることが多い．舌苔は微生物，剥離上皮，食物残渣，炎症性細胞などから構成される．舌苔は口臭の原因となり，歯科医院を来院する大きなきっかけとなる．また，舌苔は唾液分泌量の減少に伴い増大し，心身の健康状態にも左右される．唾液分泌量が減少している場合には，しばしばカンジダも感染しているために，慎重に観察しなくてはならない．舌のピリピリ感は，口腔乾燥症，カンジダ感染から心因性のものまで考えられる．疾病の本態が擦過細胞診で明らかにされるのはカンジダ感染のみである．

細胞診のポイント：
①背景に多量の細菌塊が観察される．
②出現する表層細胞には軽度の炎症性変化が認められる．
③カンジダ菌糸が存在するか否かを慎重に観察する必要性がある．

鑑別疾患：
　カンジダ症（33頁），Sjögren症候群（49頁），地図状舌．

症例 9

症例：84歳，女性．義歯による接触痛．
臨床所見：下顎総義歯床縁の当たる歯肉粘膜に，灰白色の潰瘍を認める．

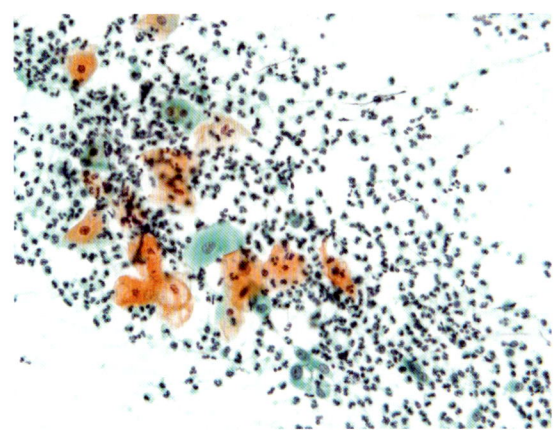

写真 5-9-1 （Pap　対物×20）

写真 5-9-2 （Pap　対物×40）

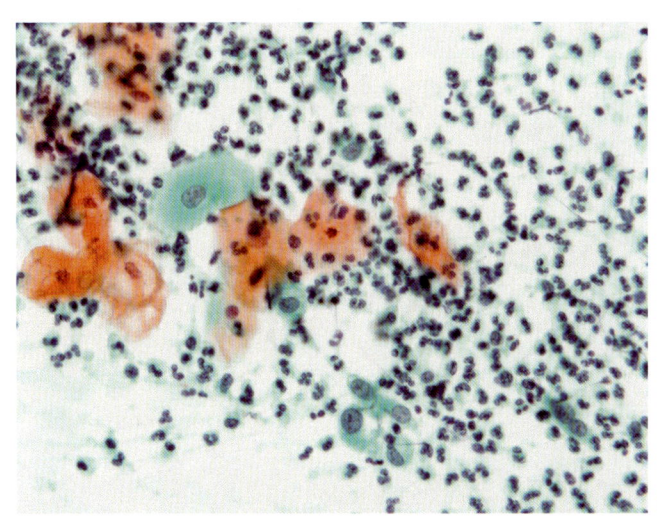

写真 5-9-3 （Pap　対物×40）

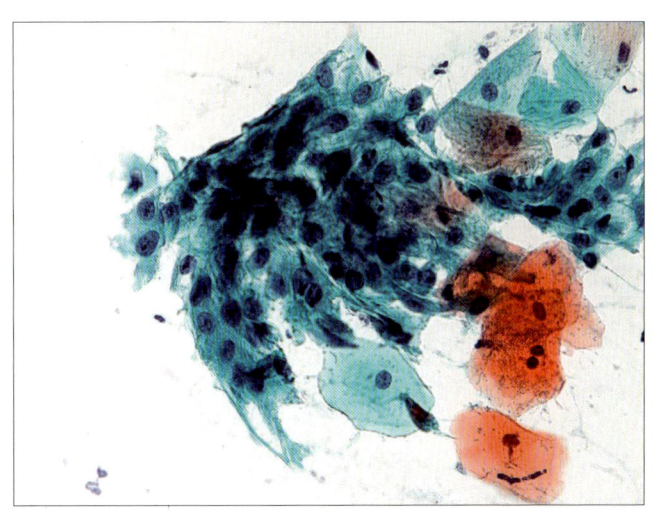

写真 5-9-4 （Pap　対物×60）

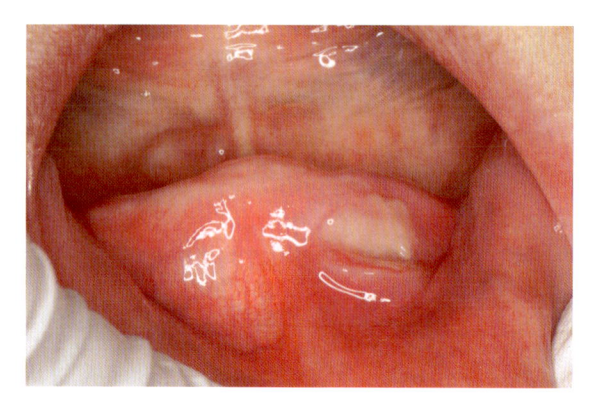

写真 5-9-5　黄白色の潰瘍

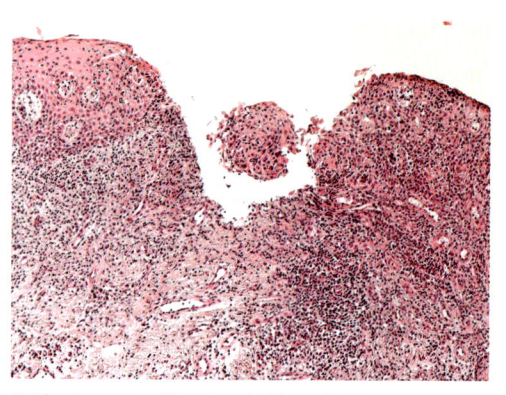

写真 5-9-6　（H.E.　対物×20）

褥瘡性潰瘍（義歯性潰瘍，decubitus ulcer）

細胞所見：好中球を主体とする炎症性細胞を多数認める（写真 5-9-1～3）．その中に核種大，大小不同を伴う表層～中層細胞がみられる．一部の細胞には核周囲明庭，空胞化を呈する細胞も散見される（写真 5-9-2，3）．さらにライトグリーンに好染し，楕円形核，クロマチン増量を伴う再生上皮細胞と思われる紡錘形細胞が流れる様に出現している（写真 5-9-4）．

肉眼所見：左側下顎歯槽部に黄白色の潰瘍を認める（写真 5-9-5）．

組織所見：表層粘膜が剥離・脱落し，潰瘍底にはフィブリンの析出や壊死組織がみられる．周囲には，好中球ないしリンパ球を主体とする炎症性細胞浸潤を伴う肉芽組織が観察される（写真 5-9-6）．

概要：口腔粘膜に慢性の機械的刺激が加わることによる外傷性の潰瘍をいう．鋭利な歯の辺縁，不適合義歯や歯冠修復物などが原因となる．褥瘡性潰瘍はその原因が取り除かれることによって治癒する．

細胞診のポイント：

①硬結を伴わない潰瘍であるが，二次感染が加わると潰瘍辺縁が隆起して堤防状になることもあるため，癌性潰瘍との鑑別が必要である．

②細胞診では背景に好中球，リンパ球の炎症性細胞の出現，軽度の核種大，大小不同，核周囲明庭といった炎症性変化を認める．

鑑別疾患：

ウイルス感染，扁平上皮癌（59，65頁），口腔結核症．

症例 10

症例：42歳，男性．下口唇粘膜病変．
臨床所見：中心部に黄白色の偽膜を伴い，周囲には赤色を示す紅暈を認める．

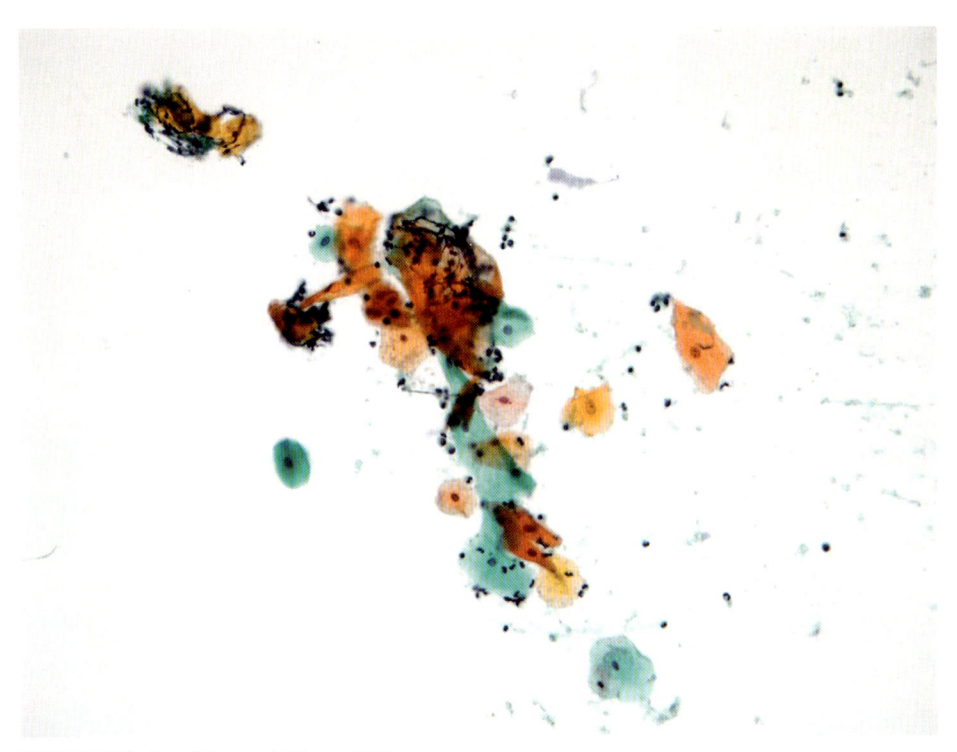

写真 5-10-1 （Pap　対物×20）

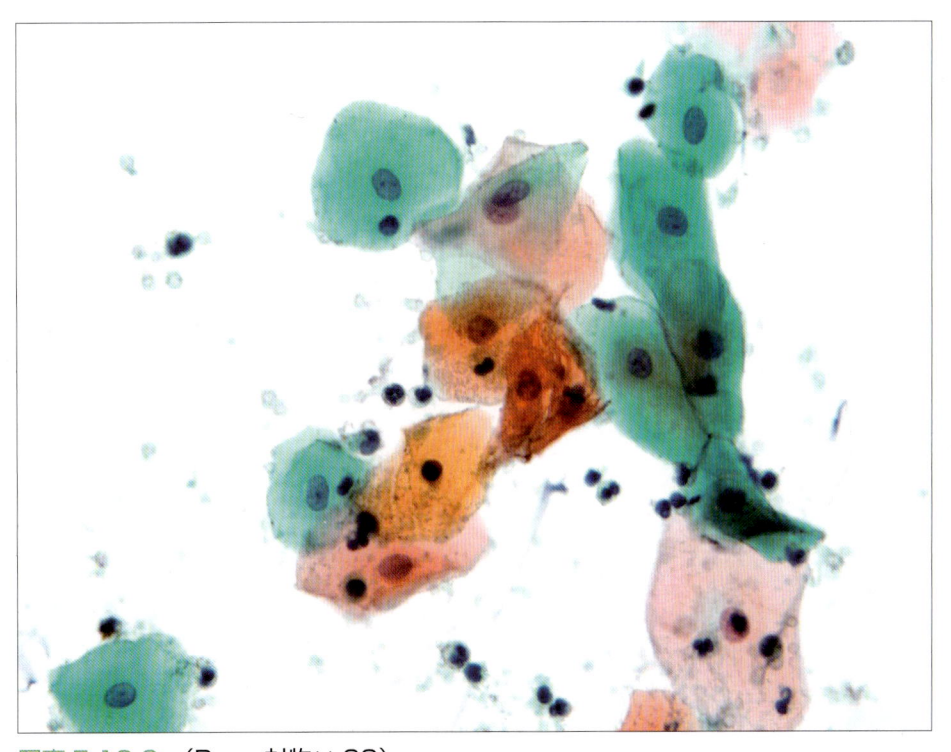

写真 5-10-2 （Pap　対物×60）

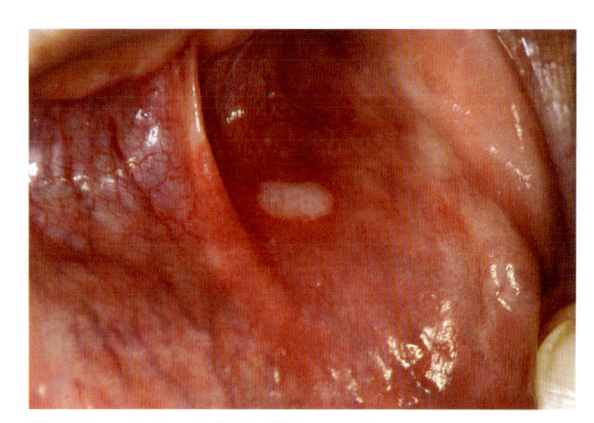

写真 5-10-3　紅暈を伴うアフタ

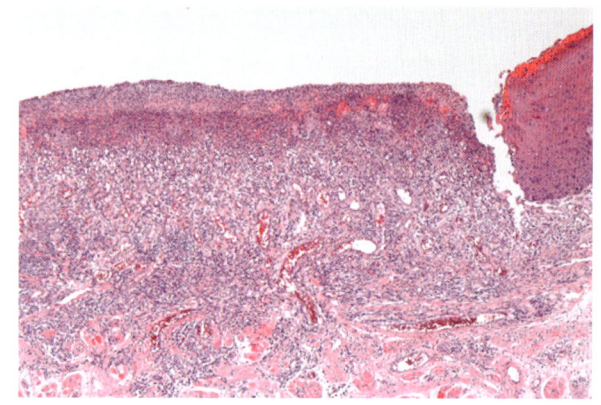

写真 5-10-4　(H.E.　対物×10)

アフタ性口内炎（apthous stomatitis）

細胞所見：背景には好中球，リンパ球を主体とする炎症性細胞がみられ（**写真 5-10-1, 2**），軽度の核種大，大小不同，ときどきクロマチン増量を伴う表層〜中層細胞を認める．ときには深層細胞が認められる（**写真 5-10-2**）．細胞質はエオジン，オレンジGおよびライトグリーンに好染する．

肉眼所見：潰瘍の中心部は黄白色の偽膜を形成し，その周囲には赤色調（紅暈）を認める（**写真 5-10-3**）．

組織所見：表層粘膜は，剥離・脱落して潰瘍を形成し，潰瘍表面はフィブリン（線維素），壊死物質や菌塊が付着する表在性の偽膜性潰瘍である．潰瘍底には好中球を含む炎症性細胞浸潤，血管の拡張などからなる肉芽組織が認められる（**写真 5-10-4**）．

概要：口内炎は，一般成人のだれもが罹患する口腔粘膜疾患として知られている．発生部位は舌，口唇，歯肉，頬粘膜に好発する．アフタとは有痛性の小円形偽膜性潰瘍性病変で，肉眼的に黄白色の偽膜で覆われ，潰瘍の周囲は紅暈（辺縁粘膜の発赤）を伴う．原因は不明であるが，ストレスなどによる自律神経失調症，自己免疫疾患，栄養バランスのくずれ，食物アレルギー，性ホルモンの異常，ウイルス感染，AIDS，外傷などにより起こるとされている．大きさや臨床経過などには幅がある．口腔内にアフタが再発性に出現する場合，再発性アフタ性口内炎とよばれる．有痛性（接触痛）が顕著で，ときに多発することもある．10日前後で瘢痕を残さずに治癒する．

細胞診のポイント：

①肉眼所見が重要で，潰瘍の中心部は黄白色の偽膜を形成し，その周囲に赤色調（紅暈）のアフタを認める．

②細胞診では背景に好中球，リンパ球の炎症性細胞の出現，軽度の核種大，大小不同，核周囲明庭といった炎症性変化を認める．

鑑別疾患：

カンジダ症（33頁），ウイルス感染，扁平苔癬（前癌状態）（43頁），自己免疫疾患（尋常性天疱瘡（45頁），類天疱瘡（47頁）），上皮異形成（前癌病変（55頁）），扁平上皮癌（59, 65頁）など．

症例 11

症例：42歳，女性．頰粘膜がぴりぴり痛い．
臨床所見：右側頰粘膜にレース状白斑を認める．

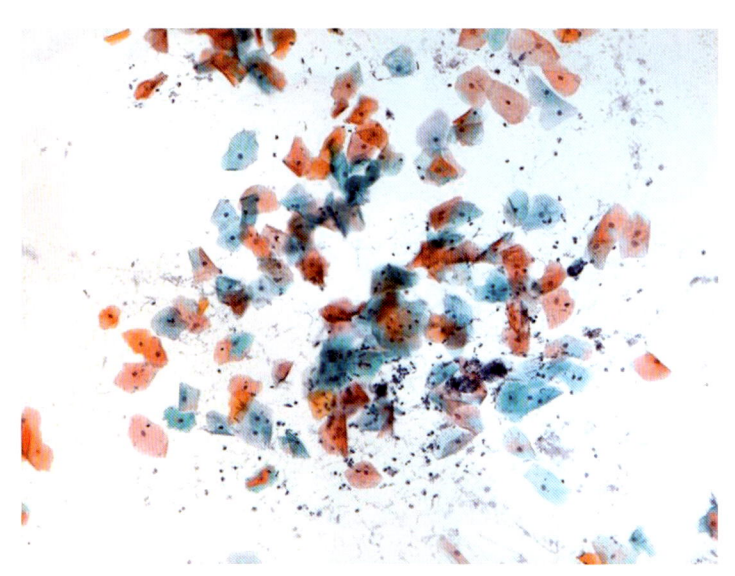

写真 5-11-1 （Pap　対物×20）

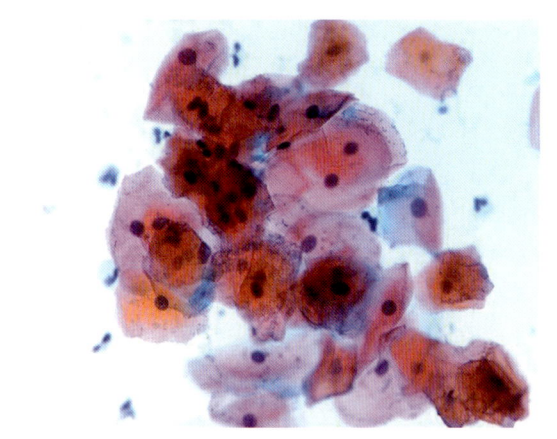

写真 5-11-2 （Pap　対物×40）

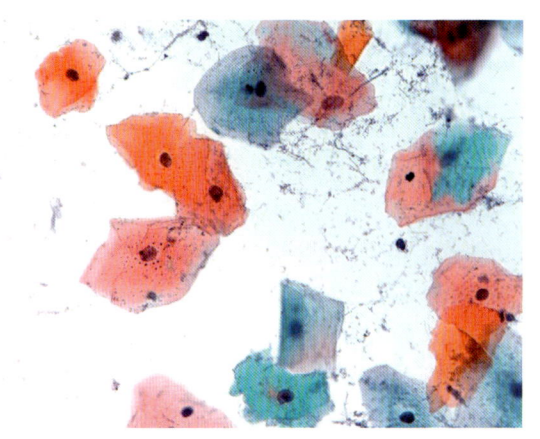

写真 5-11-3 （Pap　対物×40）

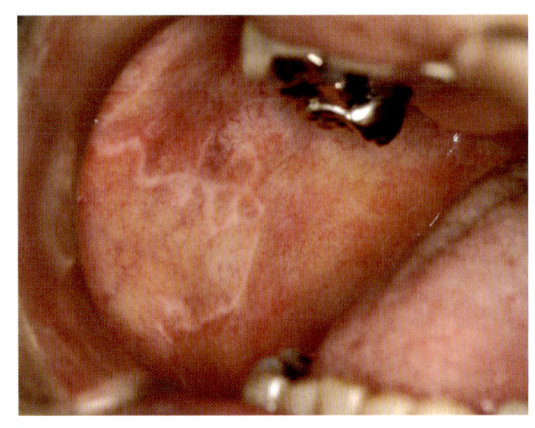

写真 5-11-4　網状，レース状

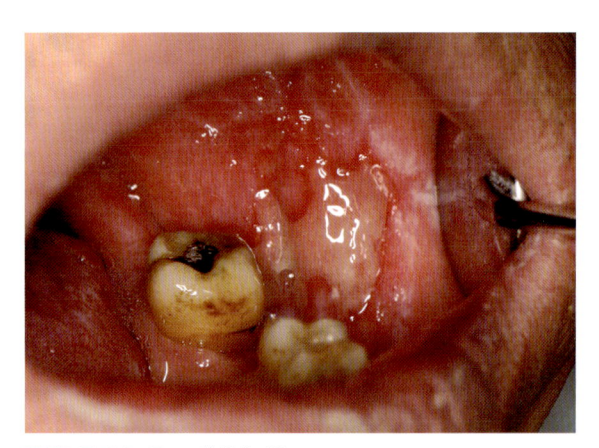

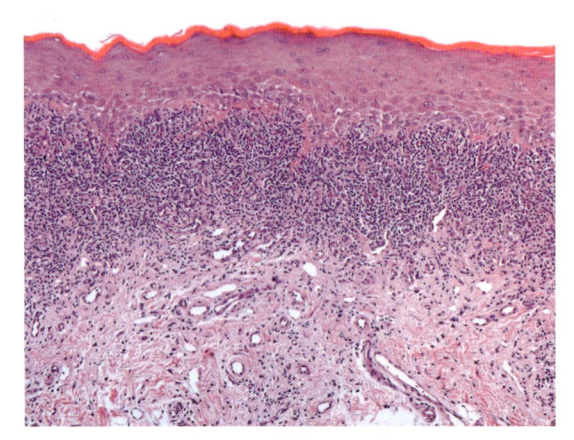

写真 5-11-5　びらん状

写真 5-11-6　（H.E.　対物×20）

扁平苔癬（lichen planus）

細胞所見：好中球およびリンパ球を有する炎症性背景に，角化物や角化型扁平上皮細胞が認められる．角化型扁平上皮細胞は，軽度の核腫大，大小不同，細胞質はエオジン～オレンジG好性で褐色調を示すケラトヒアリン顆粒を認める（写真 5-11-1～3）．

肉眼所見：頬粘膜にレース状（写真 5-11-4）を呈する症例が多いが，びらんないし潰瘍形成を認める（写真 5-11-5）症例もある．

組織所見：表層は錯角化型重層扁平上皮により被覆され，顆粒層を伴う症例もある．上皮脚はしばしば鋸歯状に延長し，基底層に液化変性や不明瞭化がみられる．上皮直下には帯状のリンパ球浸潤が認められる（写真 5-11-6）．

概要：本症例は，皮膚，口腔粘膜に発症する．口腔粘膜では頬粘膜（80％，しばしば両側に），舌，口蓋，歯肉粘膜に好発し，肉眼的に網状型，びらん型，白斑型，水疱型，混合型の5種類に分けられる．網状型とびらん型が発症頻度的に高い．発症年齢は中高年の女性に比較的多い．原因は不明であるが薬剤，金属アレルギーや精神的ストレスの関与が示唆されている．

細胞診のポイント：

①臨床経過を把握する．
②背景に好中球，リンパ球の出現（潰瘍形成時）．
③軽度の核腫大，大小不同を伴う角化型扁平上皮細胞を認める．

鑑別疾患：

　白板症（53，55頁），カンジダ症（33頁），尋常性天疱瘡（45頁），類天疱瘡（47頁），ウイルス感染症，扁平上皮癌（59，65頁）．

症例 12

症例：54 歳，女性．歯肉炎．
臨床所見：発赤・一部びらんを伴う病変．

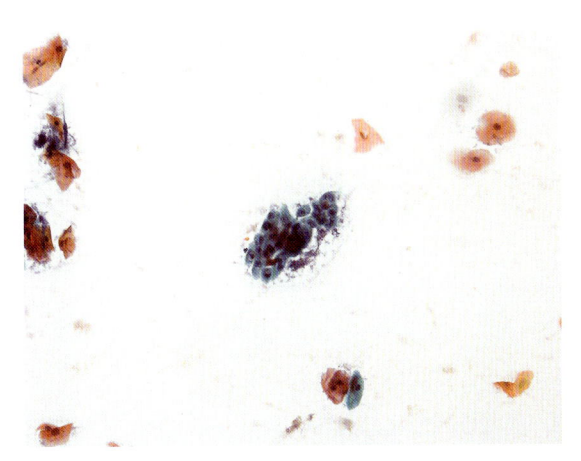

写真 5-12-1 （Pap　対物×20）

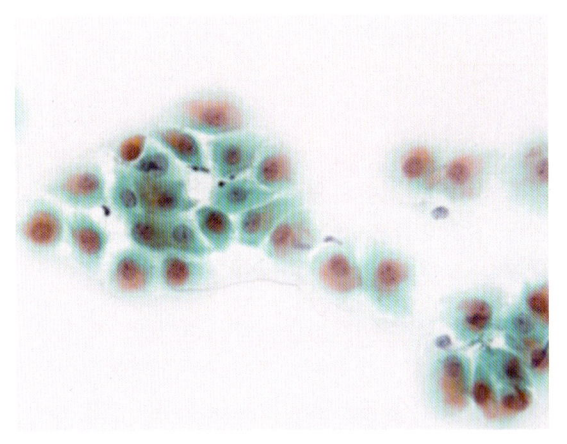

写真 5-12-2 （Pap　対物×40）

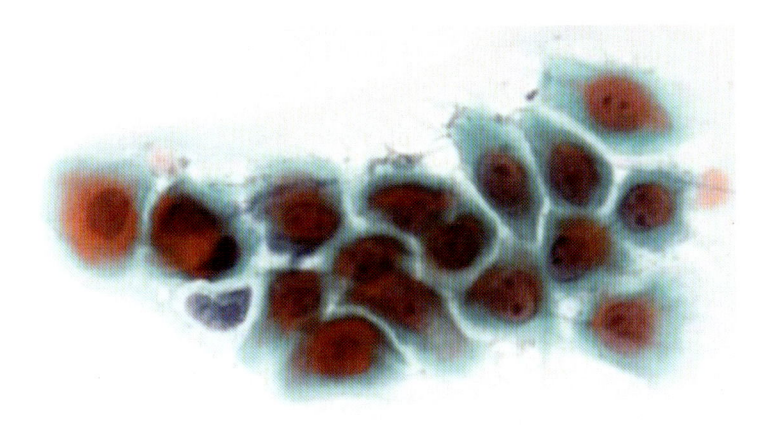

写真 5-12-3 （Pap　対物×100）

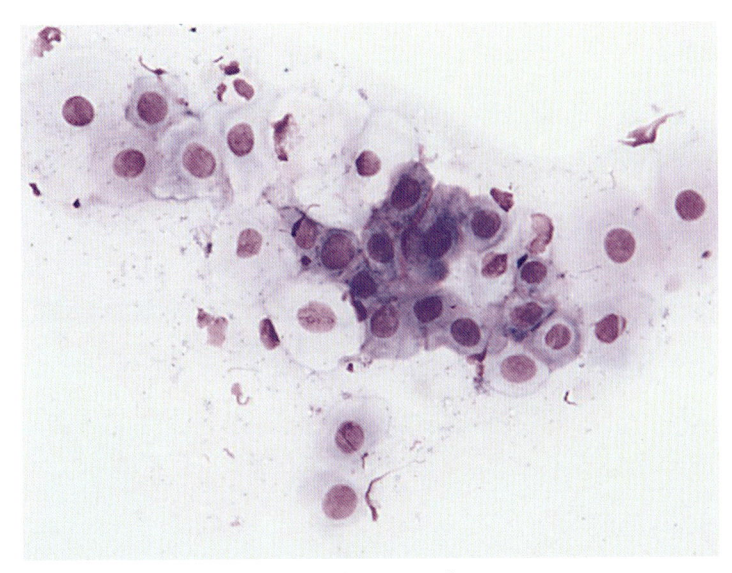

写真 5-12-4 （Giemsa　対物×100）

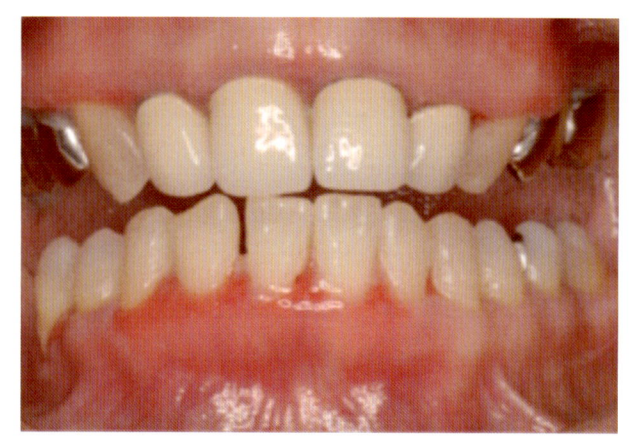

写真 5-12-5　歯肉の発赤・びらん

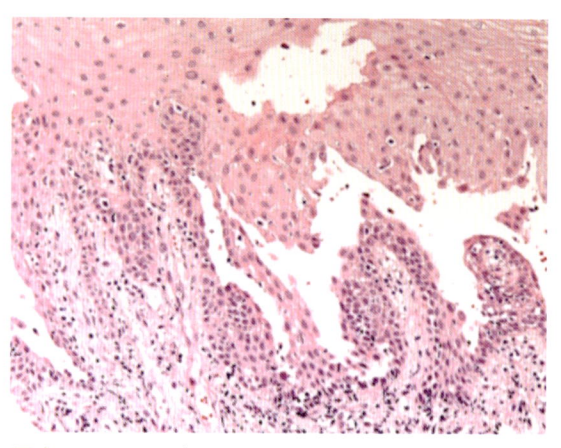

写真 5-12-6　（H.E.　対物×20）

尋常性天疱瘡（pemphigus vulgaris）

細胞所見：N/C 比大，大小不同，クロマチン増量を伴う有棘細胞ないし傍基底細胞（Tzanck 細胞）が散在性～シート状に認められる（写真 5-12-1～3）．Tzanck 細胞は，Papanicolaou 染色では細胞質辺縁がライトグリーンに濃染し，核周囲がエオジン好性の2トーンカラーを示す（写真 5-12-1～3）．Giemsa 染色では，細胞質辺縁は紫色に濃染し，核周囲が明るく抜ける（核周囲明庭，写真 5-12-4）．核は膨化して，核腫大を呈するが，クロマチンが濃染し細顆粒状である．

肉眼所見：口腔内の尋常性天疱瘡は水疱が容易に破れ，発赤ないしびらんを呈することが多い（写真 5-12-5）．びらんのある部には偽膜が付着することもある．

組織所見：上皮は一層の基底細胞を粘膜下結合織側に残して（墓石状配列）剥離し，上皮内水疱が形成される．水疱内腔には細胞間橋を失って遊離した有棘細胞が個々に，あるいは集簇して浮遊する（棘融解：acantholysis）（写真 5-12-6）．

概要：尋常性天疱瘡は女性にやや多く，発生部位は頬粘膜，歯肉，舌，口唇，口蓋などに認められ，水疱の位置および棘融解性細胞の変性程度により尋常性，増殖性，落葉性，紅斑性の4種類に分けられる．口腔粘膜病変は尋常性天疱瘡が多くみられる．歯肉に発生したものは，剝離性歯肉炎の像を示す．水疱は刺激により剝離する（Nikolsky 現象）．天疱瘡は表皮細胞間物質を抗原とする自己免疫疾患と考えられている．免疫染色では，細胞間に IgG，C_3 の沈着を認める．

細胞診のポイント：
　①有棘ないし傍基底細胞（Tzanck 細胞）を認める．
　② Tzanck 細胞は，細胞質辺縁の濃染，核周囲明庭，核クロマチンが濃染する．

鑑別疾患：
　ウイルス感染症，類天疱瘡（47 頁）．

症例 13

症例：57歳，女性．歯肉のびらん．
臨床所見：発赤・一部びらんを伴う病変．

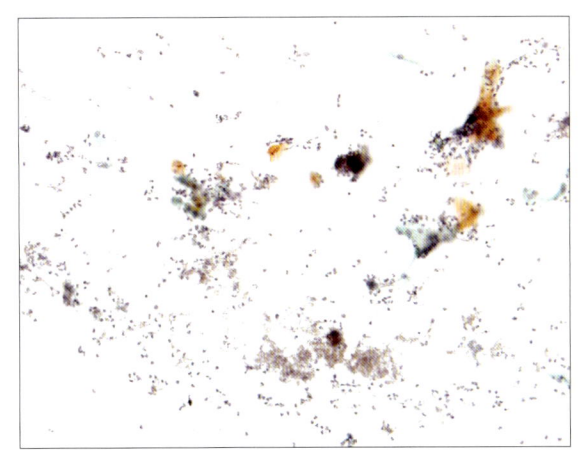

写真 5-13-1 （Pap　対物×20）

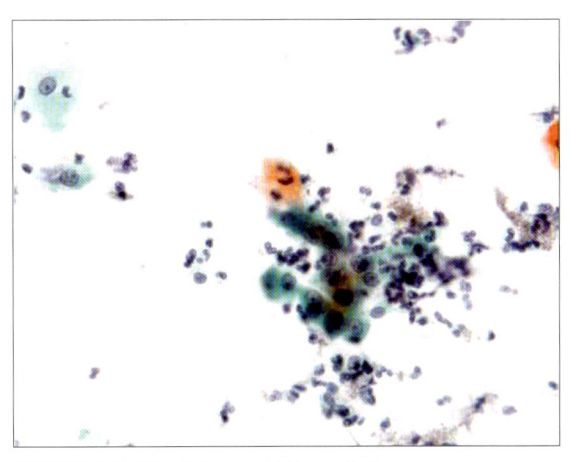

写真 5-13-2 （Pap　対物×40）

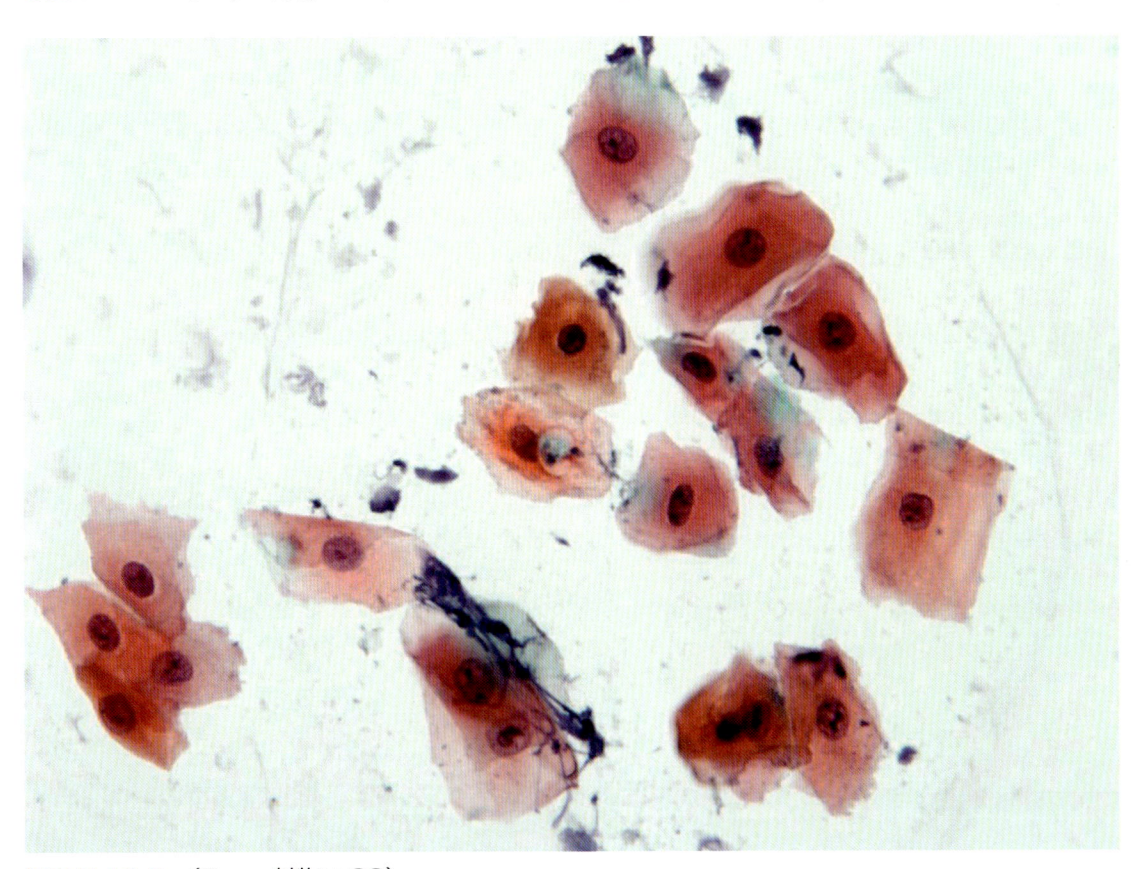

写真 5-13-3 （Pap　対物×60）

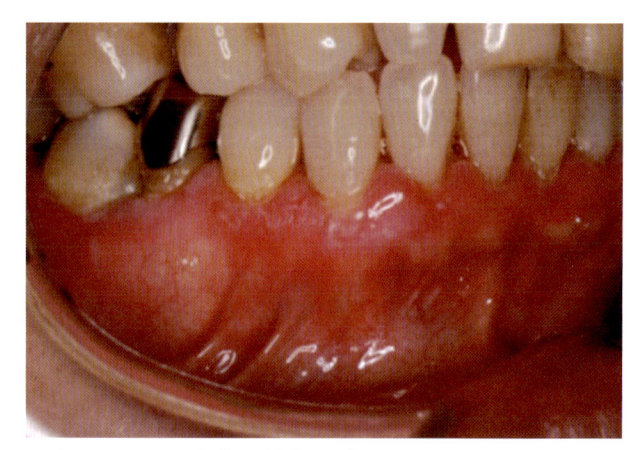

写真 5-13-4　歯肉の発赤・びらん

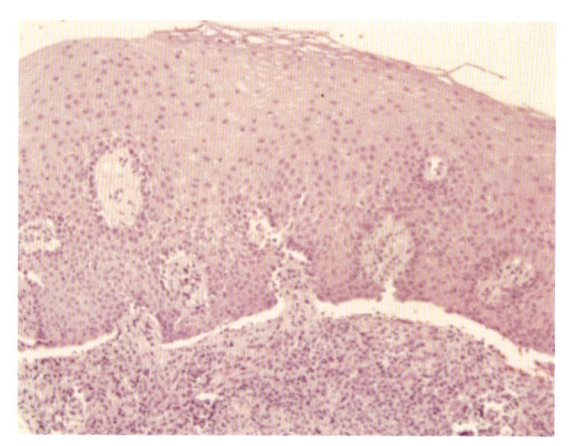

写真 5-13-5　（H.E.　対物×20）

類天疱瘡（pemphigoid）

細胞所見：好中球ないしリンパ球などの炎症性背景に，オレンジG好性の角化型扁平上皮細胞が出現する（写真5-13-1）．ときにライトグリーン好性の非角化型で小型の深層型細胞も混在する（写真5-13-2）．表層細胞は，軽度の核腫大，クロマチンはやや核縁凝集もみられるが，細顆粒状である．また核周囲明庭などの炎症性反応所見がみられるが，Tzanck細胞は認められない（写真5-13-3）．非特異的な炎症所見である．症例によっては出血性背景が認められる．

肉眼所見：口腔内の類天疱瘡は水疱が容易に破れ，発赤ないしびらんを呈することが多い（写真5-13-4）．歯肉に現れる病態は剥離性歯肉炎ともよばれるが，これは症状名である．

組織所見：粘膜上皮・結合組織境界部に裂隙状の小水疱が生じ，拡大して粘膜下水疱が認められる．水疱底の結合組織乳頭は元の形状を保ったまま水疱内へ突出するようにみえることが多い．水疱辺縁では，上皮直下に好酸球を混じる炎症性細胞浸潤が認められる（写真5-13-5）．

概要：類天疱瘡は，中年以降の女性に好発する自己免疫疾患である．蛍光抗体直接法で粘膜基底膜領域にIgGとC$_3$の線状沈着が認められる．口腔粘膜は薄いために水疱形成期に発見されることは少なく，痛み・発赤を伴うびらん性を形成してみつけられることが多い．血中に基底膜物質に対する自己抗体が証明される．

細胞診のポイント：

①炎症性背景に，角化型扁平上皮細胞が出現する．
②背景は出血性が多い．
③核腫大や核周囲明庭などの非特異的炎症性反応がみられる．
④Tzanck細胞は認められない．

鑑別疾患：

ウイルス感染症，尋常性天疱瘡（45頁），びらん型扁平苔癬（43頁）．

症例 14

症例：59歳，女性．口腔内が渇く．舌痛症．
臨床所見：舌背および歯肉が乾燥し，歯頸部にう蝕が多い．

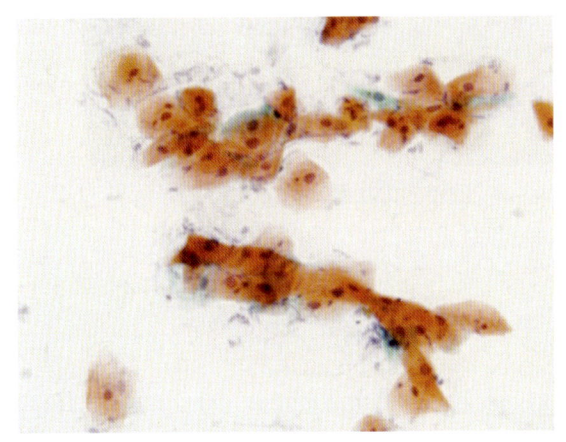

写真 5-14-1 （Pap　対物×40）

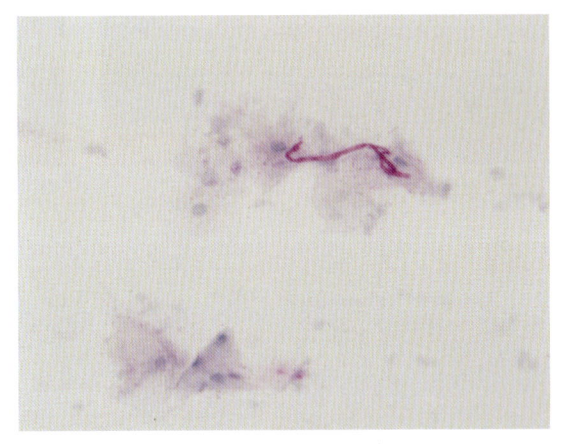

写真 5-14-2 （PAS　対物×40）

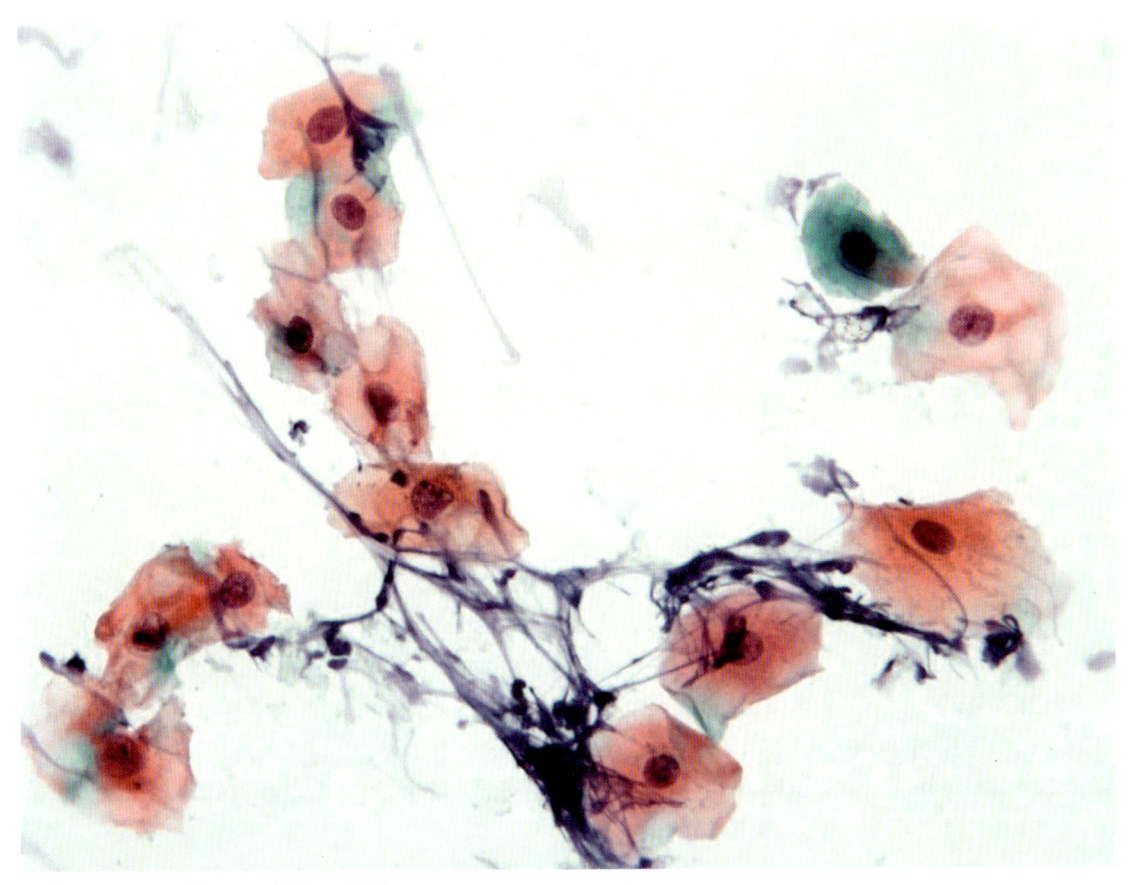

写真 5-14-3 （Pap　対物×60）

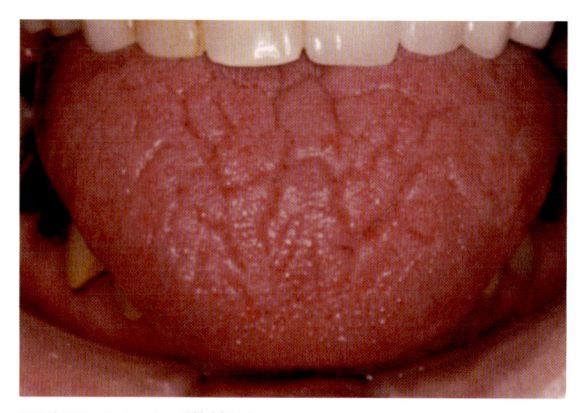

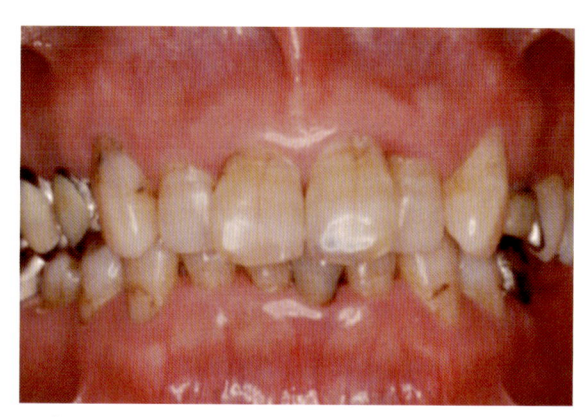

写真 5-14-4　溝状舌

写真 5-14-5　口腔内の状態

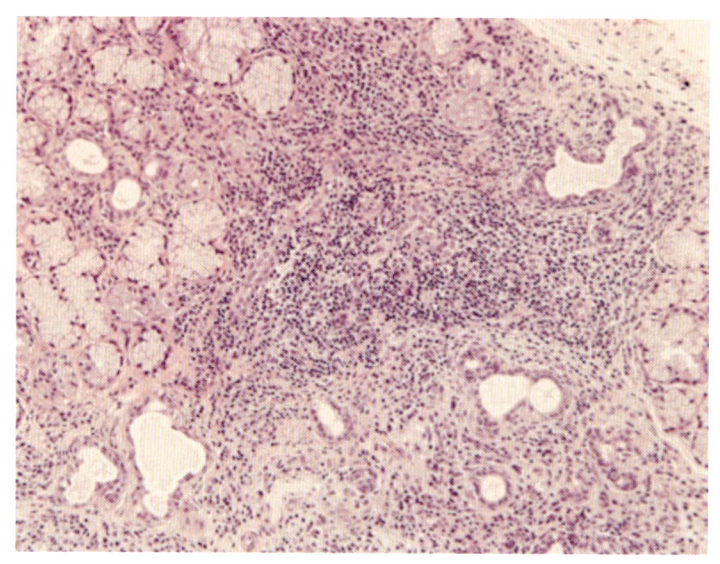

写真 5-14-6　(H.E.　対物×20)

シェーグレン症候群（Sjögren syndrome）

細胞所見：乾燥し変性が目立ち，細菌が散見される背景に，角化型表層扁平上皮細胞が観察される．角化型扁平上皮細胞は，軽度の核種大，大小不同などが認められるが，クロマチンは細顆粒状である（**写真 5-14-1，3**）．PAS反応にてしばしばカンジダの菌糸を認める（**写真 5-14-2**）．

肉眼所見：口腔粘膜が乾燥し，舌は舌乳頭が萎縮し，溝状舌の状態である（**写真 5-14-4**）．歯肉は乾燥し，歯頸部う蝕や二次う蝕が目立つ（**写真 5-14-5**）．

組織所見：口唇腺生検では，導管周囲性に顕著なリンパ球浸潤が認められ，腺房細胞の萎縮，壊死が観察される（**写真 5-14-6**）．厚生労働省のSjögren症候群診断基準の1つに「小唾液腺の小葉内導管周囲に50個以上のリンパ球の浸潤が同一小葉内に少なくとも1か所以上認められること」とされている．導管は拡張ないし重畳化し，間質には線維化がみられる．また筋上皮島が認められる．

概要：涙腺，鼻腺と唾液腺を標的とする自己免疫疾患で，ドライマウス，ドライノーズ，ドライアイを主症状とする．膠原病に合併する二次性Sjögren症候群と，これらの合併のない原発性Sjögren症候群に分類される．中年女性に好発する．唾液分泌量が低下するためにしばしばカンジダ症を伴う．

細胞診のポイント：
① 口腔内が乾燥しているために，細胞像に変性がみられる．
② 細胞診では非特異性炎症所見で，しばしばカンジダ感染を伴う．

鑑別疾患：
舌痛症（37頁），カンジダ症（33頁），非特異的な慢性唾液腺炎．

症例 15

症例：37歳，女性．頬粘膜腫瘍．
臨床所見：左側頬粘膜に，表面が白色調の乳頭状腫瘍を認める．

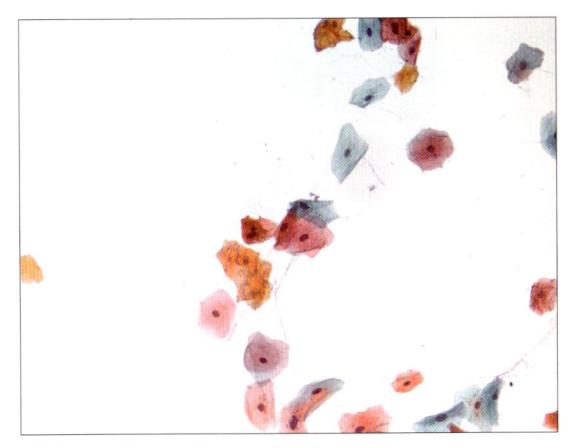

写真 5-15-1 （Pap　対物×10）

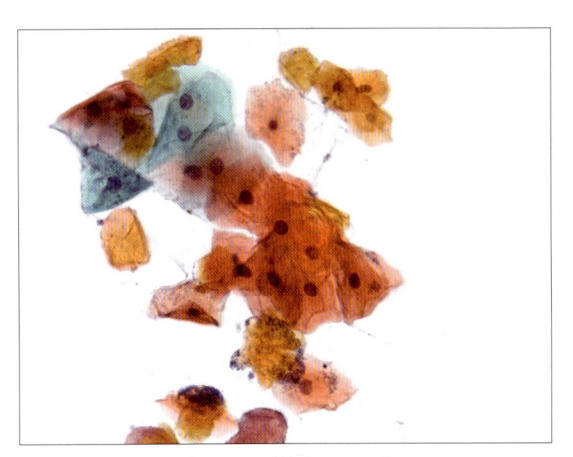

写真 5-15-2 （Pap　対物×40）

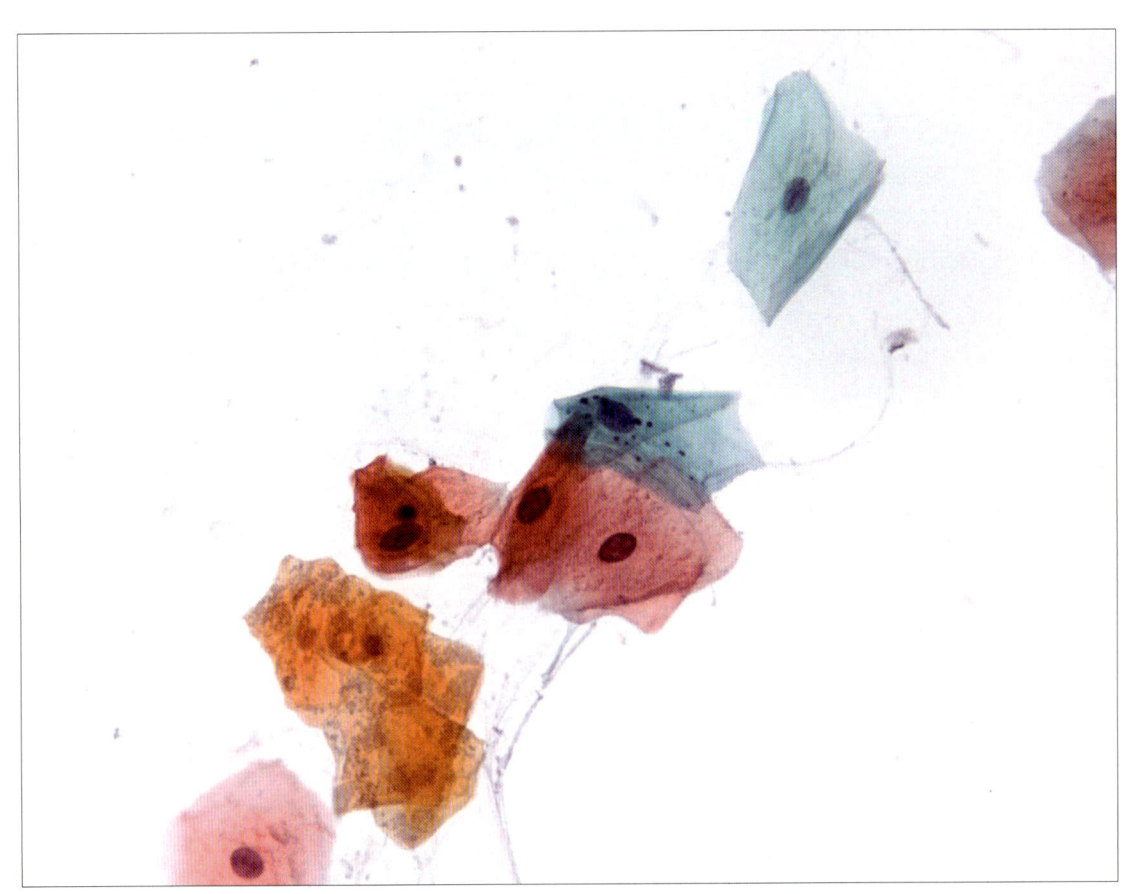

写真 5-15-3 （Pap　対物×60）

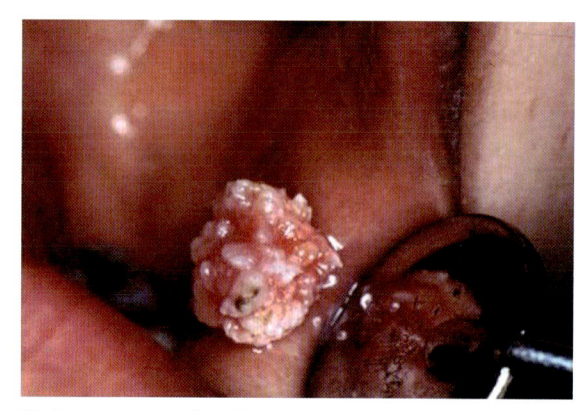

写真 5-15-4　乳頭状腫瘤

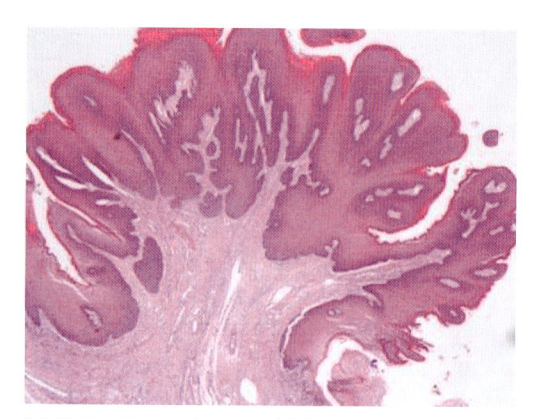

写真 5-15-5　（H.E.　対物×20）

乳頭腫（papilloma）

細胞所見：弱拡大にて無核の角化物，角化傾向の強い表層型扁平上皮細胞を認める（**写真 5-15-1～3**）．強拡大にて扁平上皮細胞，細胞質はエオジン～オレンジG好性で，軽度の核種大，大小不同を伴うが，クロマチンは細顆粒状で細胞異型がみられない．一部の細胞にケラトヒアリン顆粒を認める．

肉眼所見：左頬粘膜上皮下に表面が白色調で凹凸を示す乳頭状腫瘤を認める（**写真 5-15-4**）．

組織所見：錯角化型扁平上皮細胞が，乳頭状外向性に増殖する．上皮基底層には軽度重層化や分裂像の散見を認める（**写真 5-15-5**）．狭小な結合織が上皮増殖の軸となっている．

概要：乳頭腫は，重層扁平上皮が乳頭状外向性に増殖する良性上皮性腫瘍である．表層粘膜が角化するために，白色調を呈する．青年期以降に多いが，各年代，各部位にみられ，性差もない．慢性刺激やHPVが関与するといわれている．

細胞診のポイント：

①肉眼所見が大切である．有茎性が多い．

②細胞異型のない角化型扁平上皮細胞が観察される．

鑑別疾患：

白板症（53頁），上皮異形成症（55頁），疣贅性黄色腫（75頁），疣贅性癌（67頁），乳頭状扁平上皮癌．

症例 16

症例：55歳，男性．白色病変．
臨床所見：下顎前歯部歯肉に広範囲に白色病変を認める．

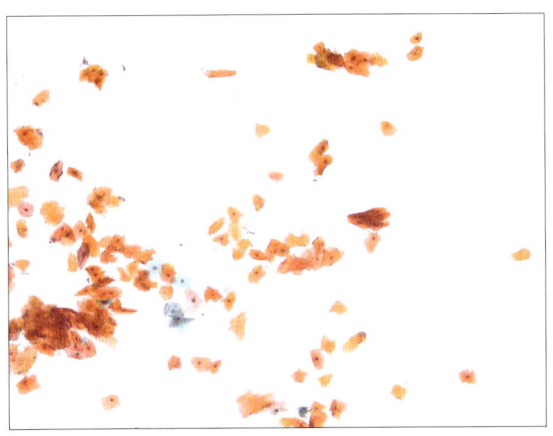

写真 5-16-1 （Pap　対物×10）

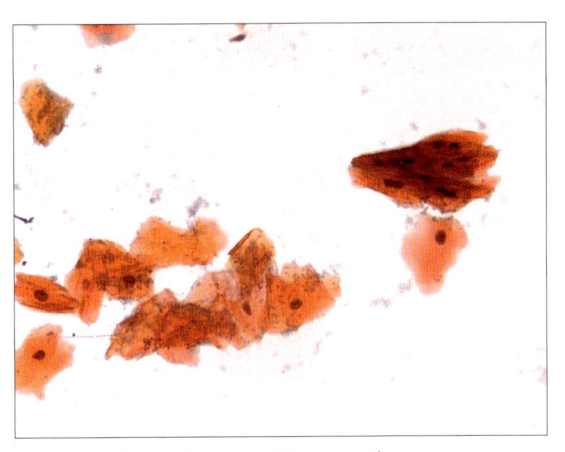

写真 5-16-2 （Pap　対物×40）

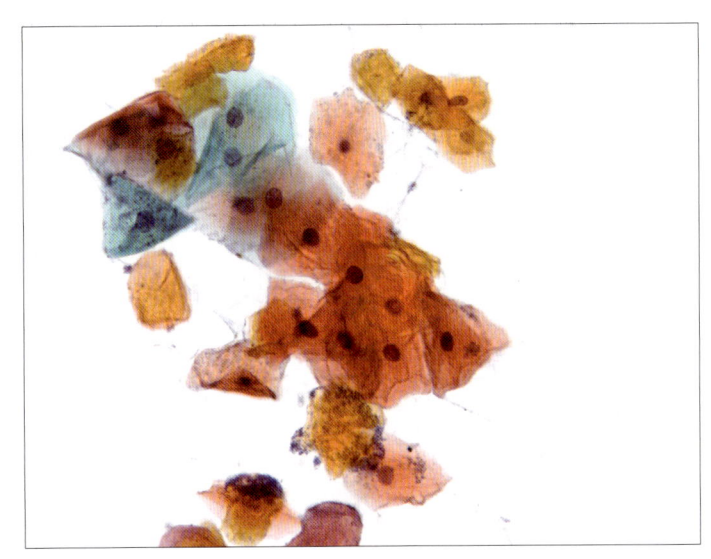

写真 5-16-3 （Pap　対物×60）

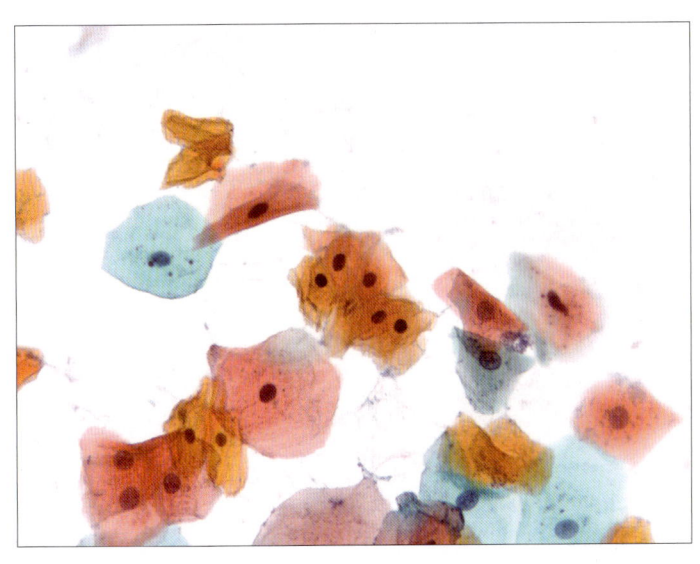

写真 5-16-4 （Pap　対物×60）

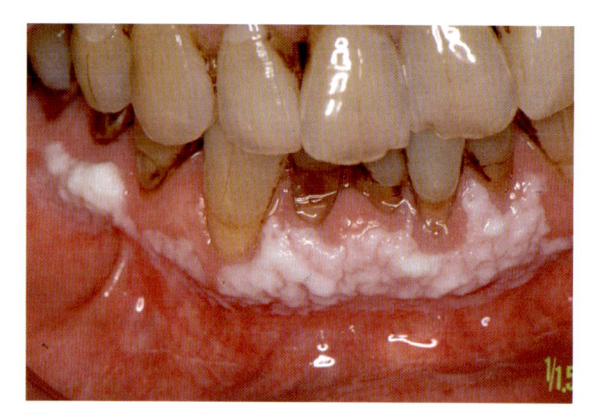

写真 5-16-5　表面凸凹不整な白色病変

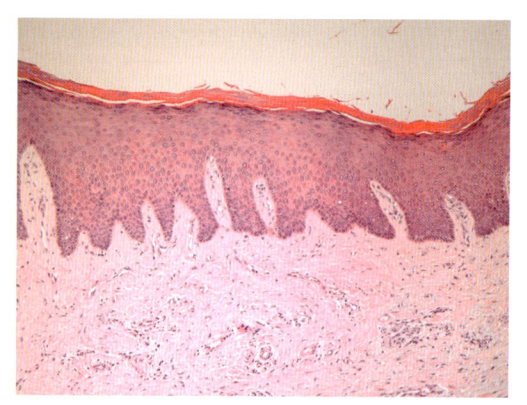

写真 5-16-6　(H.E.　対物×20)

白板症（leukoplakia, hyper keratosis）

細胞所見：弱拡大にて，オレンジG好性，無核の角化物および角化型扁平上皮細胞を多数認める（写真5-16-1，2）．角化型扁平上皮細胞の核は類円形～楕円形で，軽度の核腫大，大小不同を伴う．クロマチンの軽度濃染性を認めるが，細顆粒状である（写真5-16-3，4）．細胞質の一部には褐色調で，小型類円形のケラトヒアリン顆粒を認めるものもある（写真5-16-4）．

肉眼所見：下顎前歯部表面凹凸不整で広範囲な白色病変を認める（写真5-16-5）．白板症は，擦っても取れない．

組織所見：表層は錯角化ないし正角化型重層扁平上皮により被覆され，有棘層は肥厚し，しばしば顆粒層を伴う．上皮脚の伸展や基底層の軽度重畳化などが認められることもあるが，細胞異型はみられない（写真5-16-6）．

概要：白板症は臨床診断名であり，臨床的あるいは病理組織学的に他のいかなる疾患の特徴も有しない白色の板状病変と定義されている．病理組織学的に，過角化症ないし上皮反応性過形成である場合を本項で取り扱う．発生部位は，舌が最も多く，歯肉，頬粘膜，口底部，口蓋部の順に好発する．発生年齢は40～60歳代の男性に多く，その病因はう蝕による歯の鋭縁，不良補綴物，不適合義歯による慢性的刺激，過度の飲酒や喫煙などが挙げられる．また全身的な原因としてビタミンA，Bの欠乏，性ホルモン（エストロゲン）の欠乏もいわれている．

細胞診のポイント：
　①無核の角化物が出現する．
　②細胞質にケラトヒアリン顆粒も含有する．
　③軽度の核腫大や大小不同を認めるが，クロマチンは細顆粒状である．

鑑別疾患：
　異形成を伴う白板症（55頁），扁平苔癬（43頁），カンジダ症（33頁），扁平上皮癌（59頁）．

症例 17

症例：61歳，男性．白色病変．
臨床所見：口底部に，中心部に潰瘍を伴う白色病変を認める．

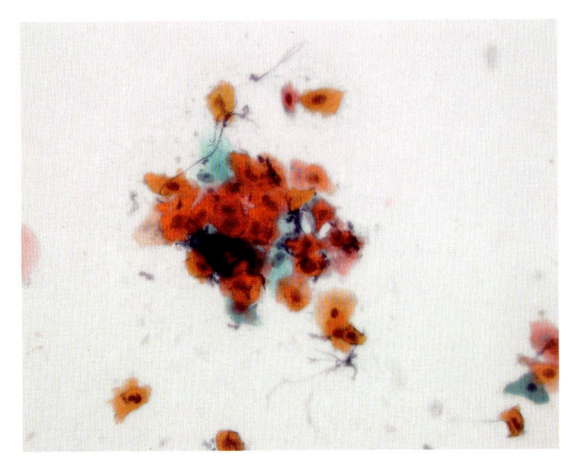

写真 5-17-1 （Pap 対物×40）

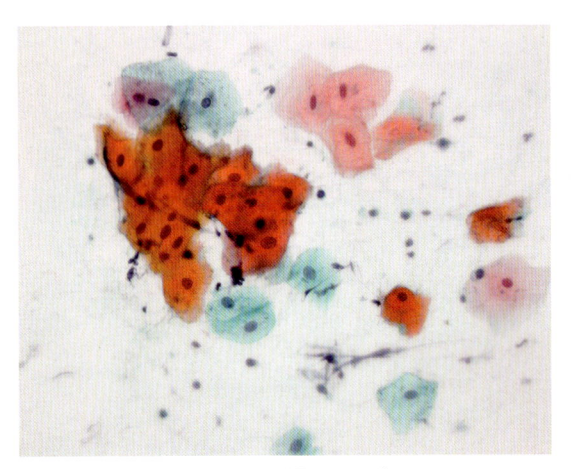

写真 5-17-2 （Pap 対物×40）

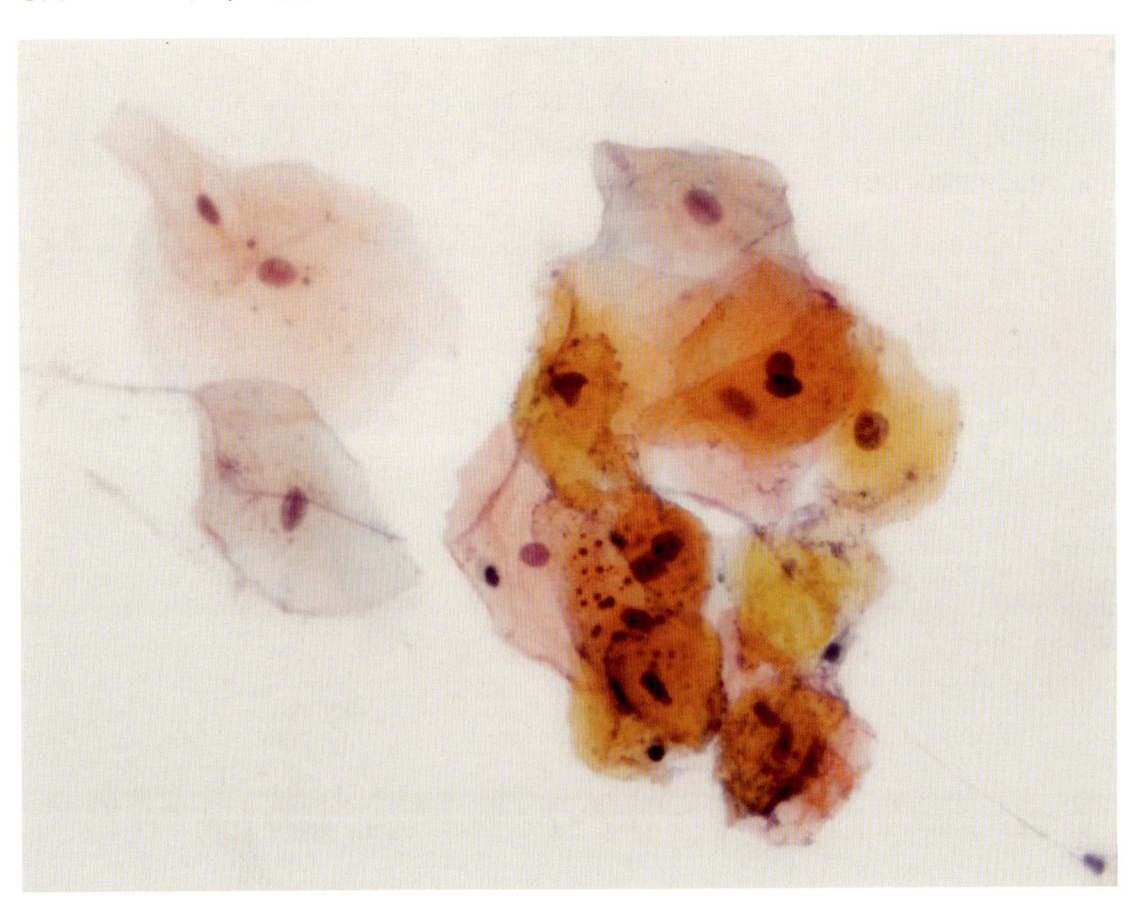

写真 5-17-3 （Pap 対物×60）

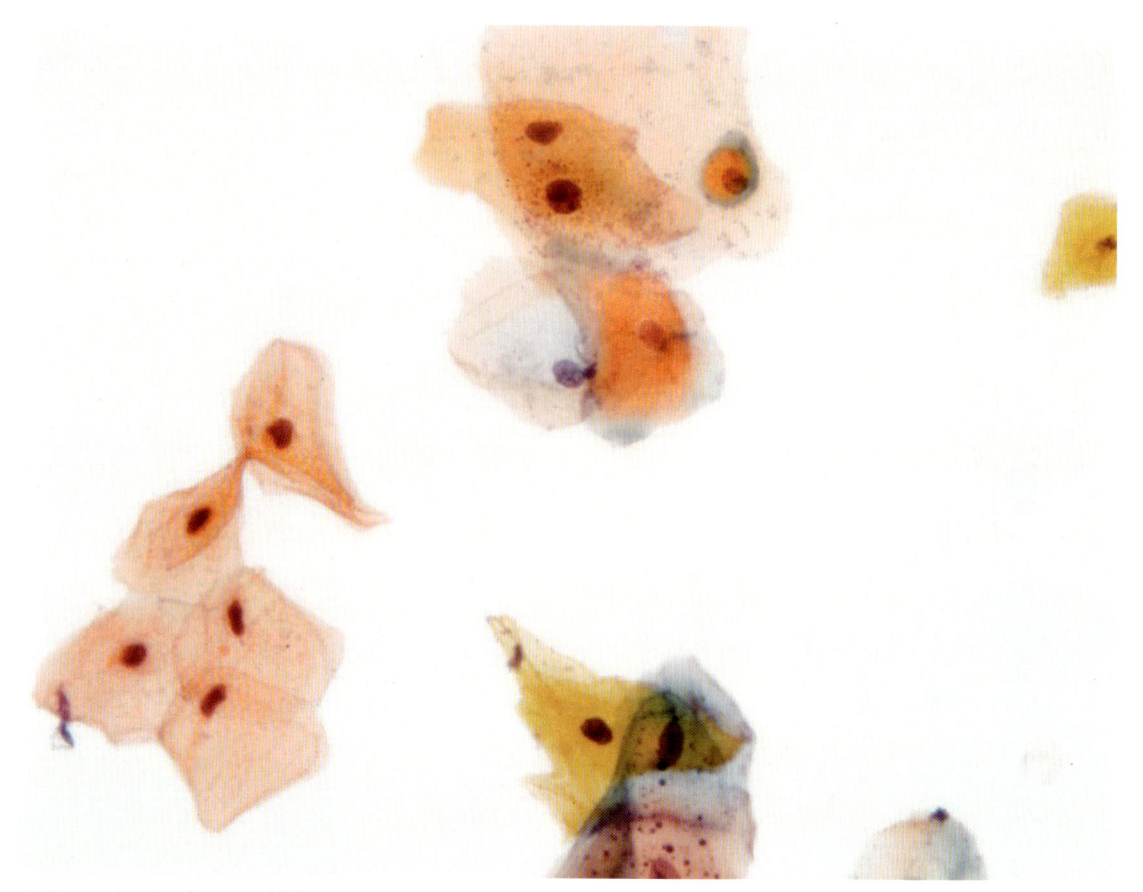

写真 5-17-4 (Pap 対物×60)

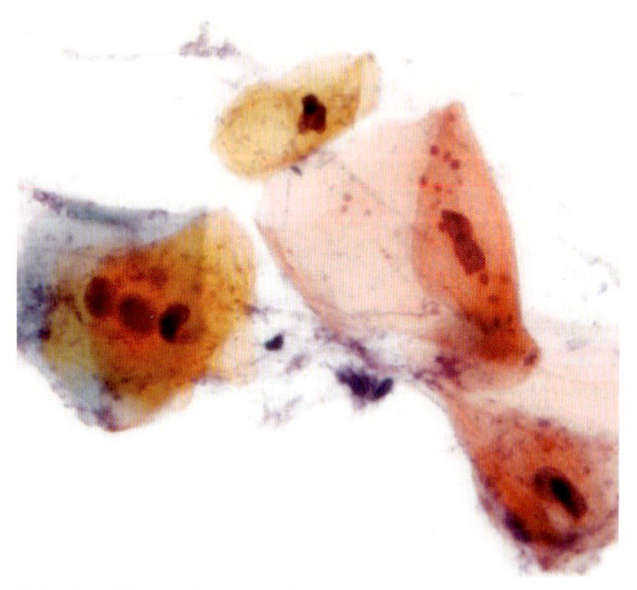

写真 5-17-5 (Pap 対物×60)

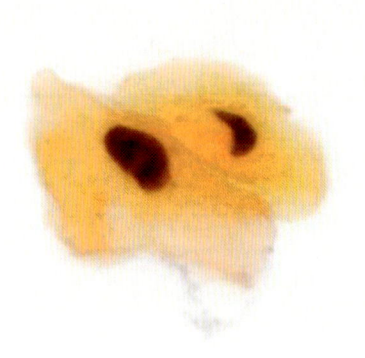

写真 5-17-6 (Pap 対物×100)

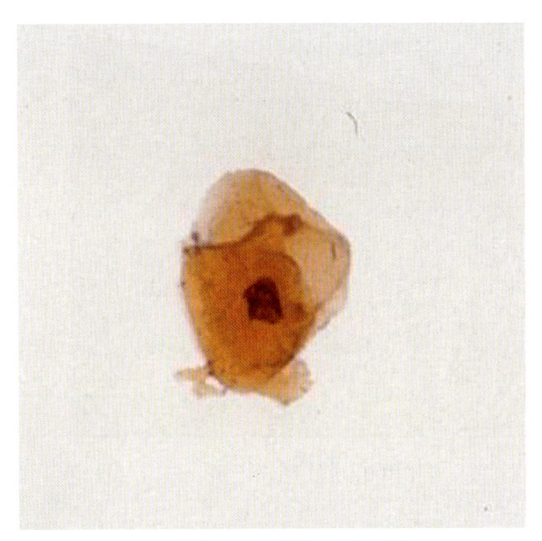

写真 5-17-7 (Pap 対物×100)

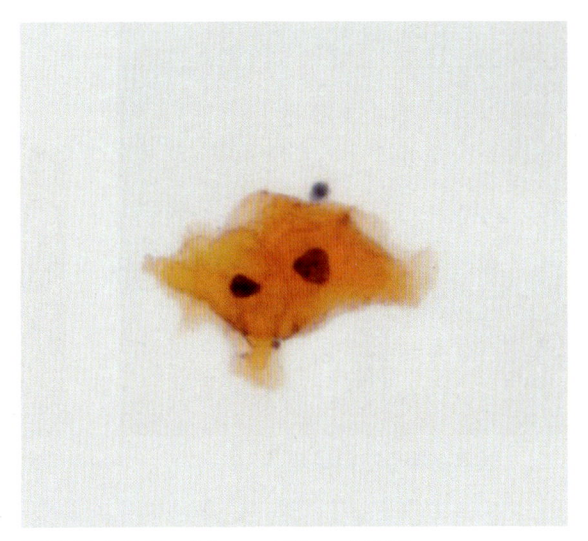

写真 5-17-8 (Pap 対物×100)

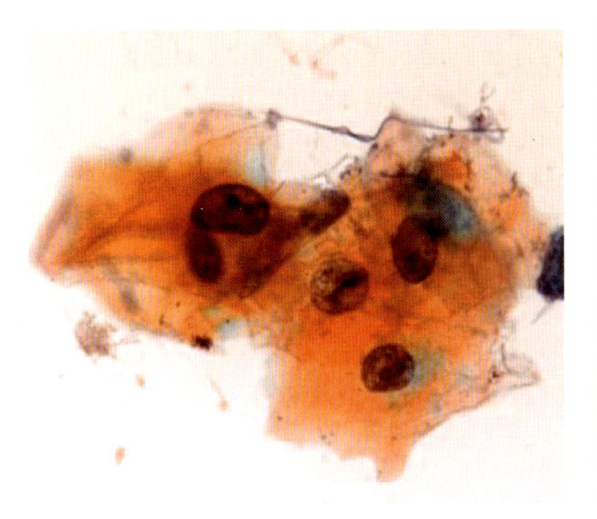

写真 5-17-9 (Pap 対物×100)

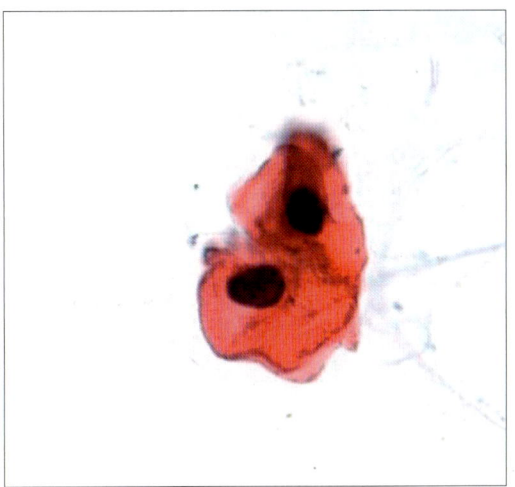

写真 5-17-10 (Pap 対物×100)

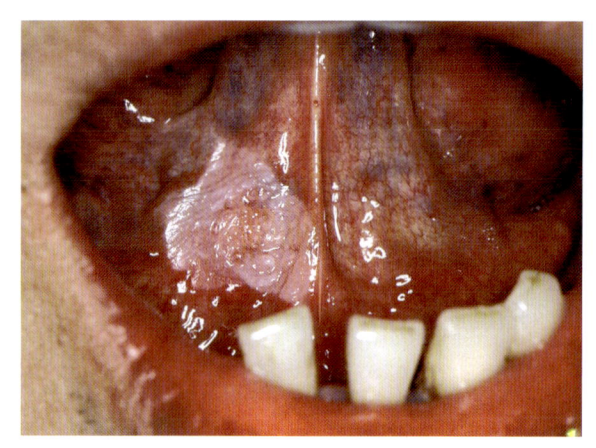

写真5-17-11　潰瘍を伴う白色病変

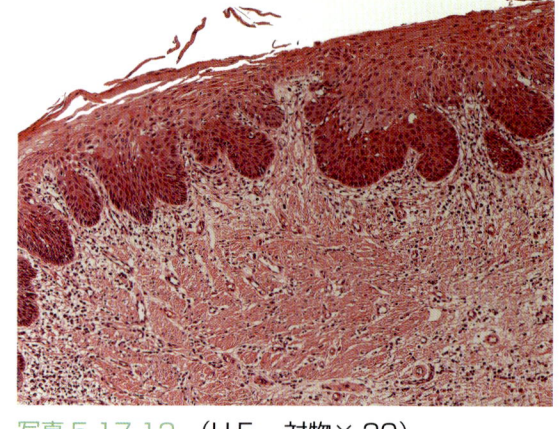

写真5-17-12　（H.E.　対物×20）

白板症（leukoplakia, epithelial dysplasia）

細胞所見：オレンジG好性で無核の角化物がみられる（写真5-17-1, 2）．強拡大にて細胞質はオレンジG好性で，光輝性を増し，やや厚い（写真5-17-1〜9）．核は，核腫大（写真5-17-6, 8〜10），大小不同（写真5-17-6, 8, 9），核形不整（写真5-17-6〜8），クロマチン濃染性（写真5-17-3〜10）を認める．クロマチンは辺縁にやや集簇・粗糙化し（写真5-17-7, 9），細胞により核小体を認める（写真5-17-9）．多核化を伴うこともある．

肉眼所見：口底部に潰瘍を伴う白色病変を認める（写真5-17-11）．上皮異形成を伴う白板症は，紅斑の混在，結節性，乳頭状増生などを伴うことがある．

組織所見：表層は錯角化ないし正角化重層扁平上皮により被覆され，上皮脚が滴状に延長することがある．上皮内には核腫大，核形不整，核の濃染化，分裂像の散見などの細胞異型が認められる（写真5-17-12）．また，基底細胞の重層化，個細胞角化，2極分化などの構造異型を伴うこともあり（写真5-17-12），これらの程度により，軽度，中等度，高度異形成と判定される．

概要：臨床的に白板症であっても，組織学的には過角化症，上皮異形成，上皮内癌，あるいは扁平上皮癌の可能性がある．白板症は，上皮異形成を伴うことがあるために前癌病変として取り扱われている．細胞診断で上皮異形成の程度や，上皮異形成か上皮内癌であるかの鑑別をすることは困難である．したがって，細胞診では異形成以上の疾患か否かの鑑別が非常に重要となる．

細胞診のポイント：

①細胞質はオレンジGに濃染し，光輝性が増す．

②核の異型性およびクロマチンの濃染性，粗糙化を伴う．

鑑別疾患：

異形成を伴わない白板症（53頁），扁平苔癬（43頁），カンジダ症（33頁），扁平上皮癌（59頁）．

症例 18

症例 a：42 歳，女性．歯肉腫瘍．
臨床所見：下顎左側大臼歯部頬側〜遠心側歯肉におよぶ表面粗糙，易出血性の腫瘤を認める．

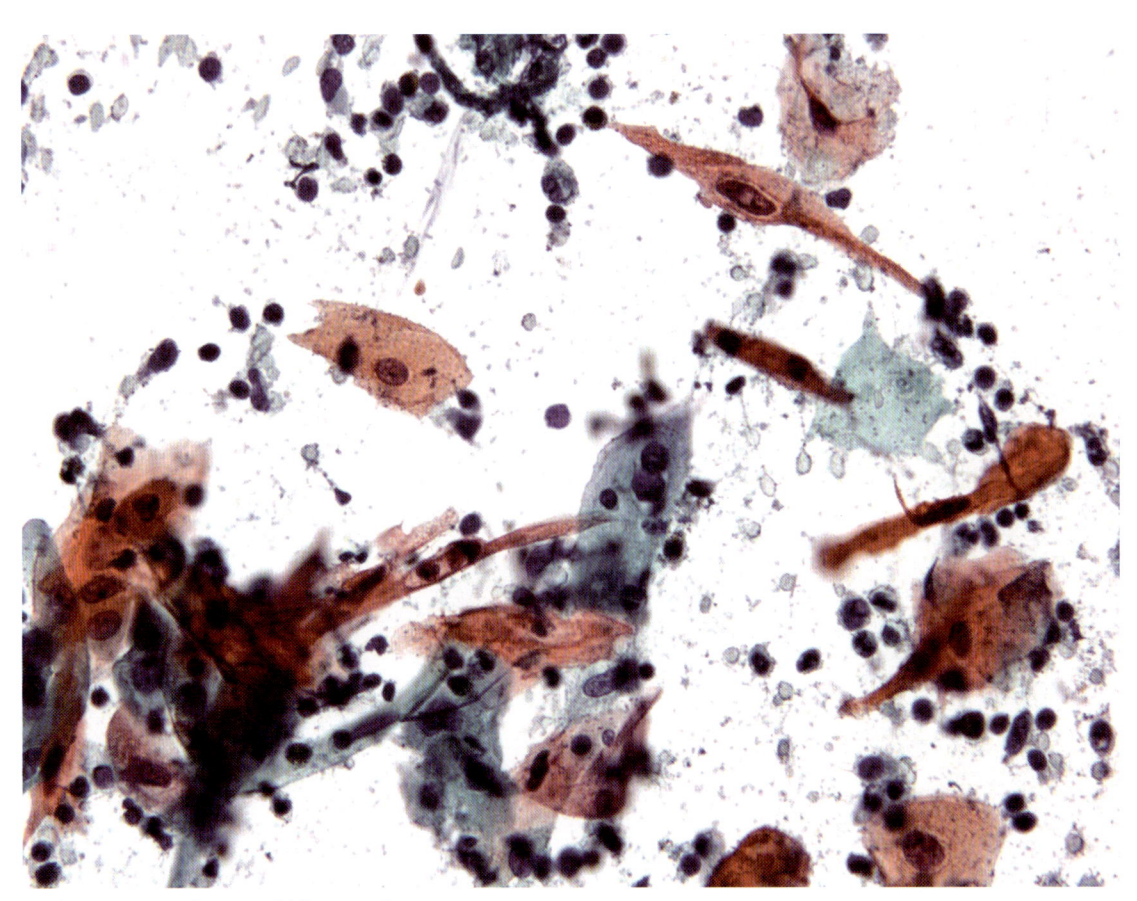

写真 5-18-1 （Pap　対物×40）

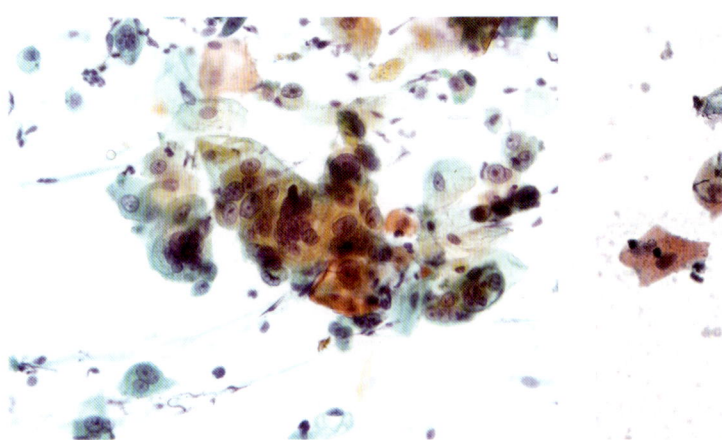

写真 5-18-2 （Pap　対物×40） 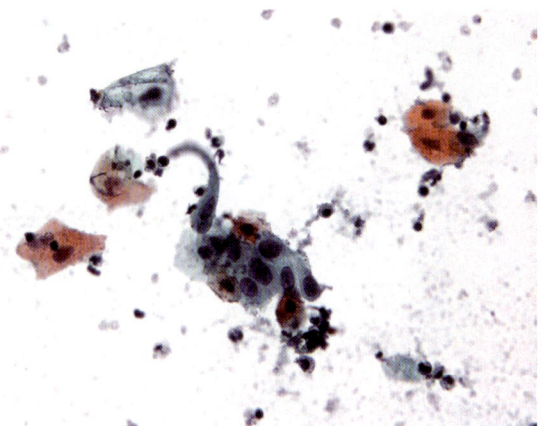　　写真 5-18-3 （Pap　対物×40）

第 5 章　症例提示

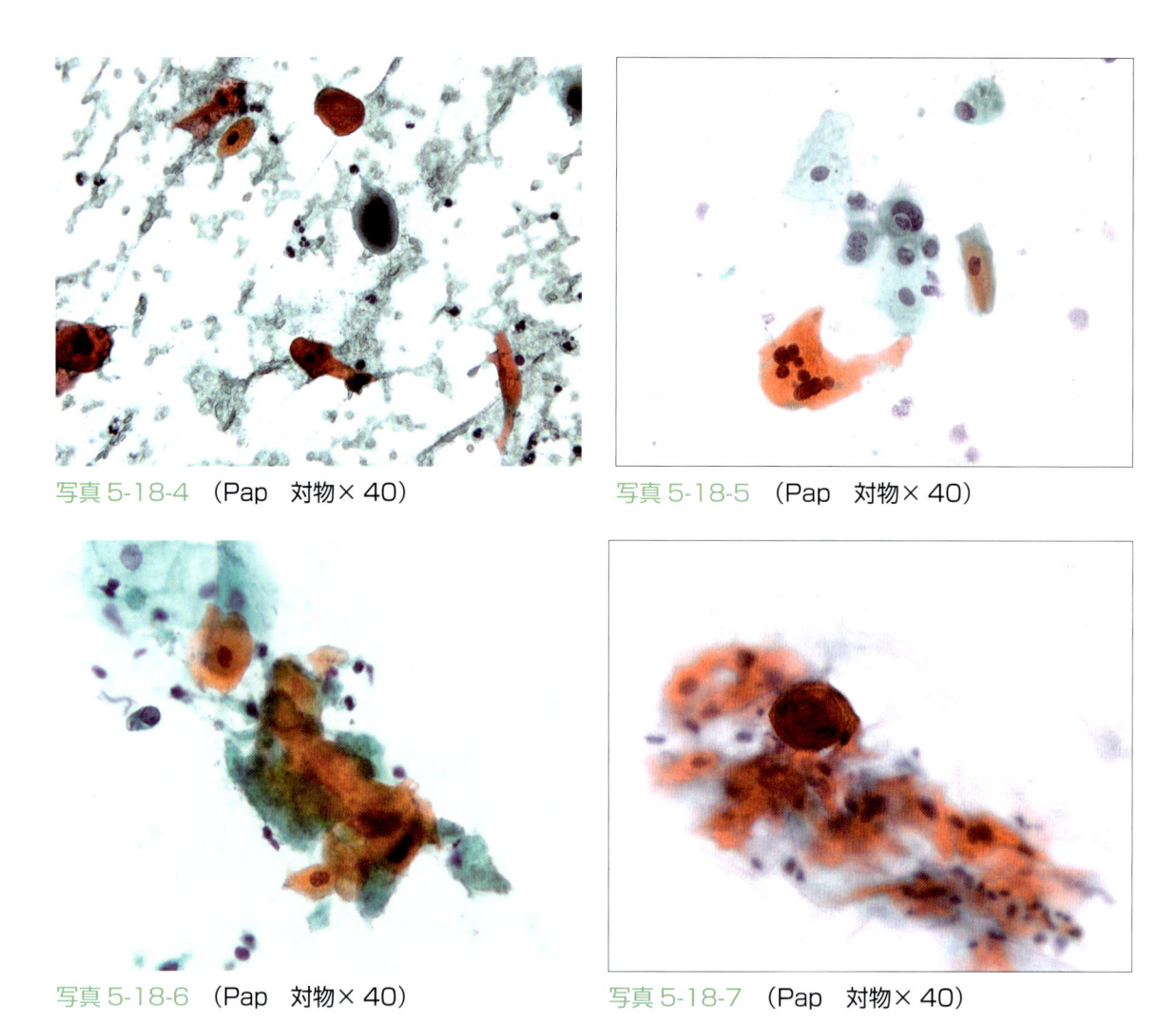

写真 5-18-4　(Pap　対物×40)

写真 5-18-5　(Pap　対物×40)

写真 5-18-6　(Pap　対物×40)

写真 5-18-7　(Pap　対物×40)

症例 b：57 歳，男性．頰粘膜白板症．
臨床所見：左側頰粘膜にやや結節性の白色病変を認める．

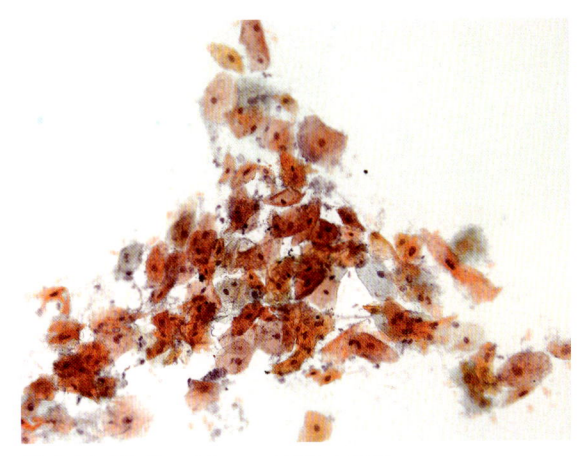

写真 5-18-8 （Pap　対物×20）

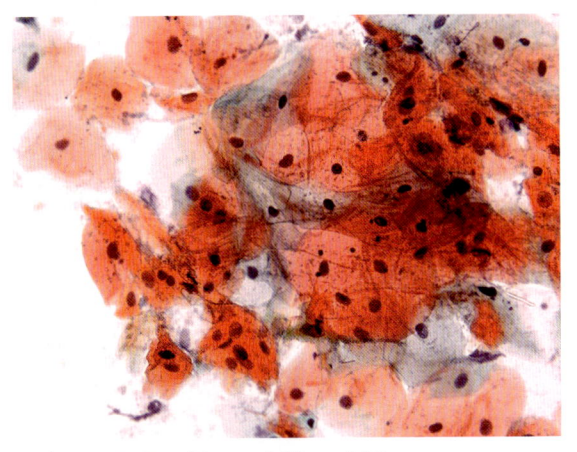

写真 5-18-9 （Pap　対物×40）

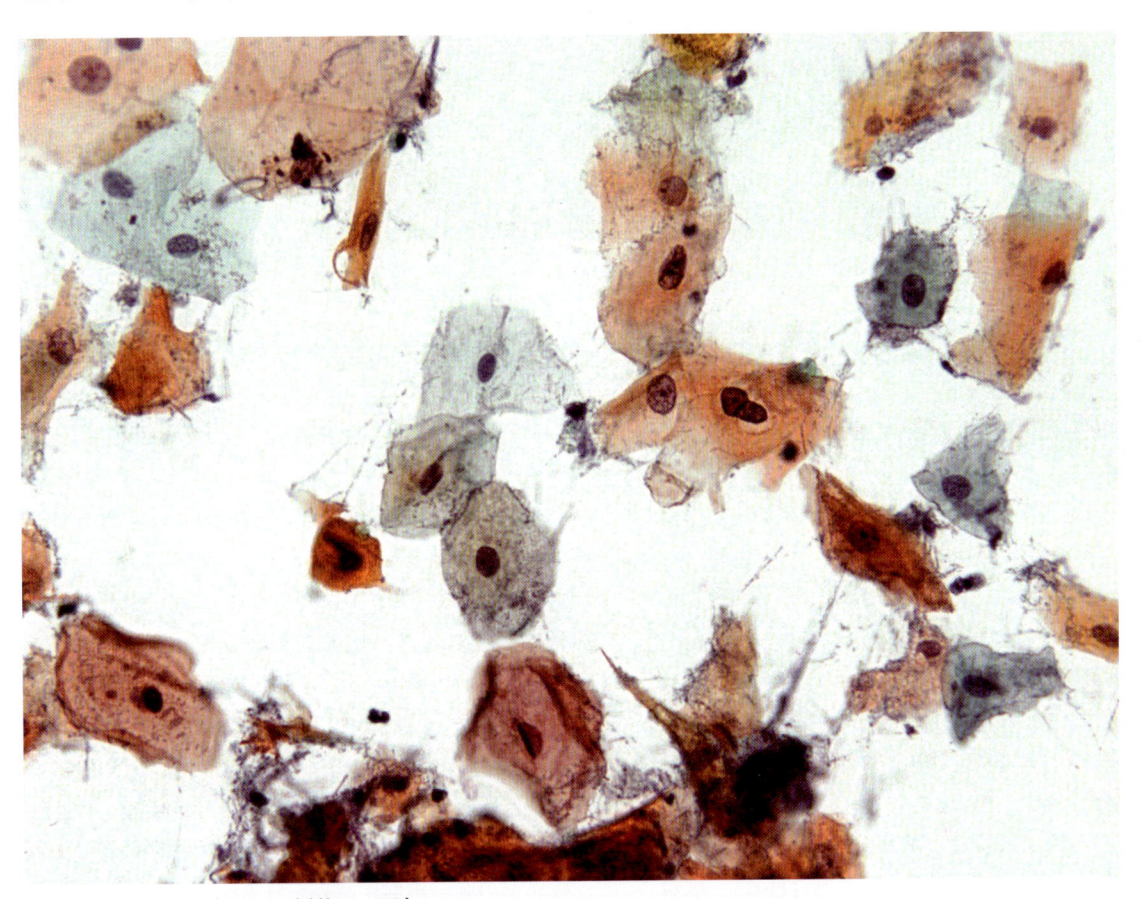

写真 5-18-10 （Pap　対物×40）

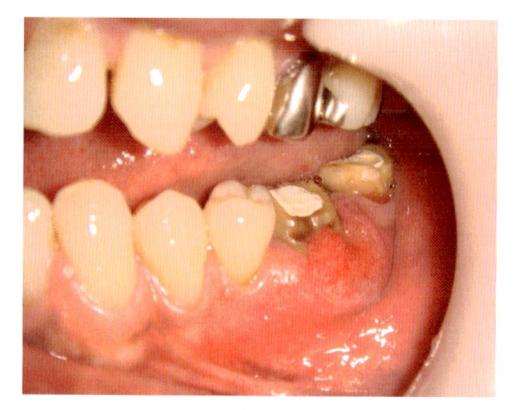

写真5-18-11　腫瘤形成

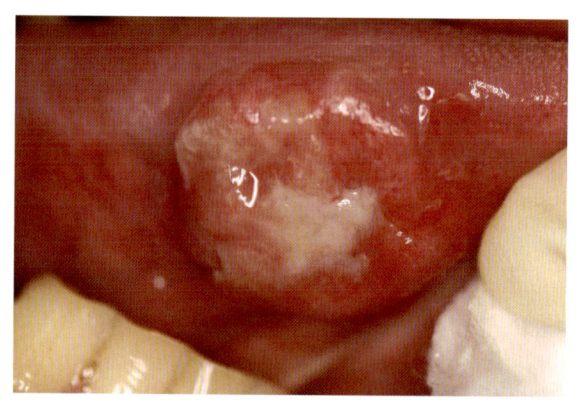

写真5-18-12　腫瘤形成

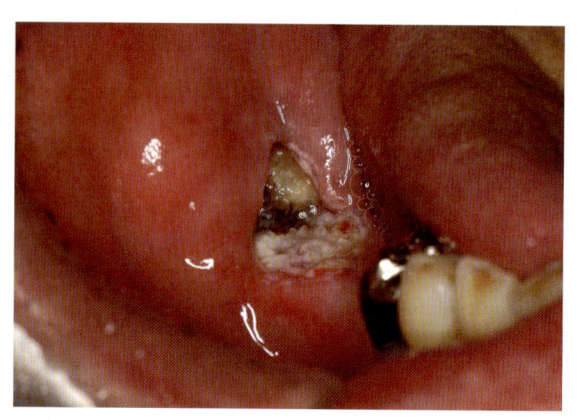

写真5-18-13　潰瘍形成

高分化型扁平上皮癌（Squamous cell carcinoma, well differentiated）

細胞所見：

1. 肉眼的に隆起性ないし表層に潰瘍を形成している症例（症例a）

　背景は，炎症性，出血性ないし壊死性である（写真5-18-1〜4）．核種大，大小不同，クロマチン濃染性，粗糙化，ときに凝集し，核膜は肥厚し，核形不整を伴う表層型扁平上皮様異型細胞が散在性〜集合性に認められる（写真5-18-1〜4）．一部にはN/C比大，核の大小不同，クロマチン濃染性を有する深層型異型細胞がみられる（写真5-18-2, 3）．さらに，fiber cell（写真5-18-1），おたまじゃくし様細胞（写真5-18-2, 3, 4），角質球（写真5-18-4），2トーンカラーを呈する異常角化細胞（写真5-18-4），細胞相互封入像（写真5-18-5），多核形成（写真5-18-5），壊死物質（写真5-18-6），癌真珠形成（写真5-18-7）なども観察される．

2. 肉眼的に白板症の症例（症例b）：背景は軽度の炎症性細胞を伴うこともあるが，比較的きれいである（写真5-18-8〜10）．弱拡大にてエオジン好性，一部オレンジG好性の胞体が豊かな表層型扁平上皮細胞が観察され，出現している細胞のN/C比は低い（写真5-18-8）．強拡大にて，核形不整，クロマチン濃染性の核異型が観察される（写真5-18-9）．標本全体を丁寧にスクリーニングすると，核形不整，核小体の明瞭化，クロマチンの分布不均等で核縁の肥厚を伴う核異型の強い細胞が認められる（写真5-18-10）．

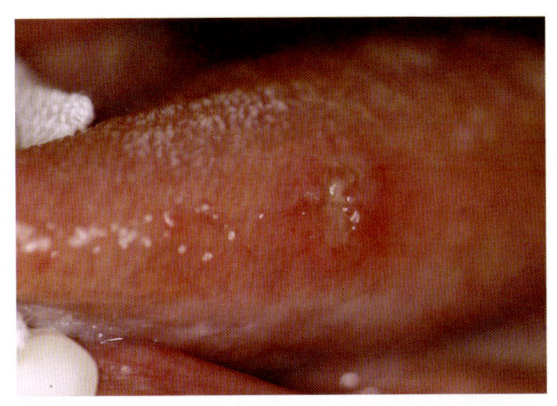

写真 5-18-14　アフタ性口内炎様びらん形成

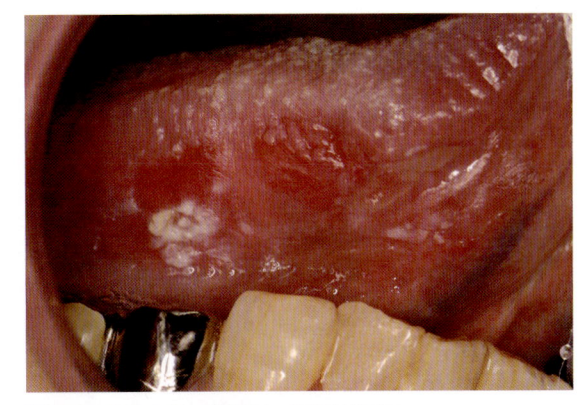

写真 5-18-15　紅斑と白斑の混在

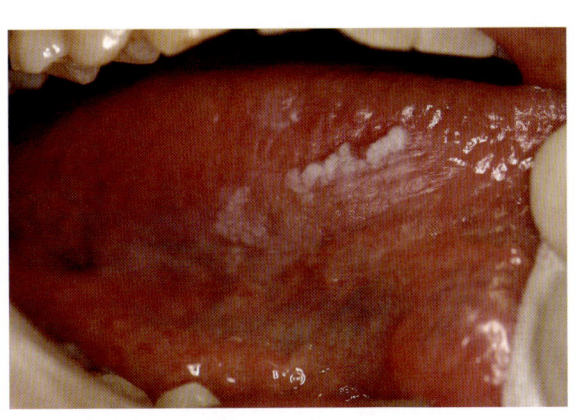

写真 5-18-16　白斑

肉眼所見：症例により腫瘤形成（写真 5-18-11, 12），潰瘍形成（写真 5-18-13），アフタ性口内炎様びらん形成（写真 5-18-14），紅斑と白斑の混在（写真 5-18-15），白斑（写真 5-18-16）など多彩である．触診にてしばしば硬結を伴う．

組織所見：扁平上皮様異型細胞が，細胞間橋を伴い，大小の胞巣を形成しながら浸潤性に増殖し，個細胞角化や癌真珠形成を伴う（写真 5-18-17）．扁平上皮様細胞は，核の大小不同，核形不整，核小体の明瞭化や分裂像の散見などの細胞異型を呈する（写真 5-18-18）．臨床的に白板症であるが，病理組織学的に基底膜の一部が破綻し，腫瘍細胞が胞巣状に微小浸潤していることもある（写真 5-18-19）．

概要：本症は，扁平上皮への分化を伴う口腔内で最も多い悪性上皮性腫瘍（癌腫）である．好発は40歳以上の男性に多いが，近年では女性や若年者の症例も微増している．好発部位は舌縁に最も多く，ついで歯肉である．病因として，過度の喫煙や飲酒習慣が証明されており，他にHPVの関与もいわれている．扁平上皮癌は肉眼的に多彩だが，白板症を呈する場合，その鑑別が非常に重要である．しかし，擦過細胞診は表層細胞を採取してくるため，表層が過角化ないし高度に肥厚している場合（写真 5-18-19, 20），病変の本態が採取されないことがある．細胞診の限界を熟知しながら，臨床所見と総合して判断することが大切である．

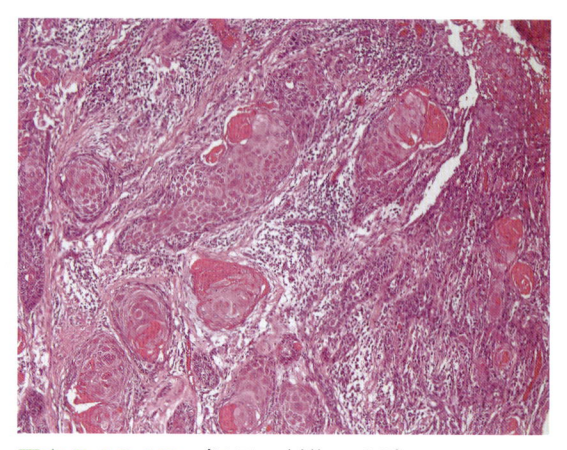

写真 5-18-17　（H.E.　対物×20）

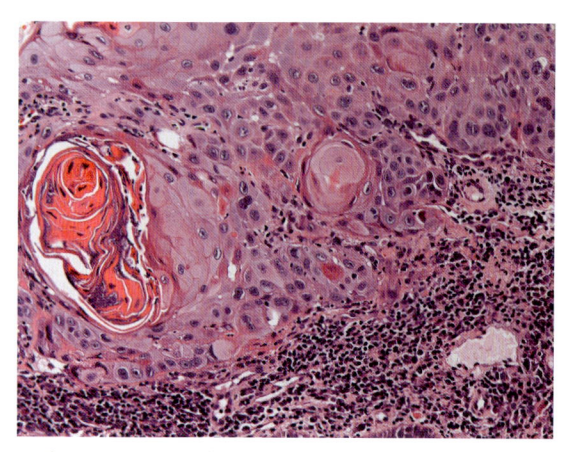

写真 5-18-18　（H.E.　対物×40）

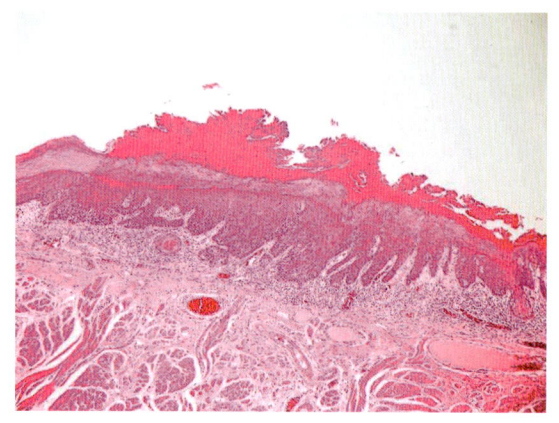

写真 5-18-19　（H.E.　対物×10）

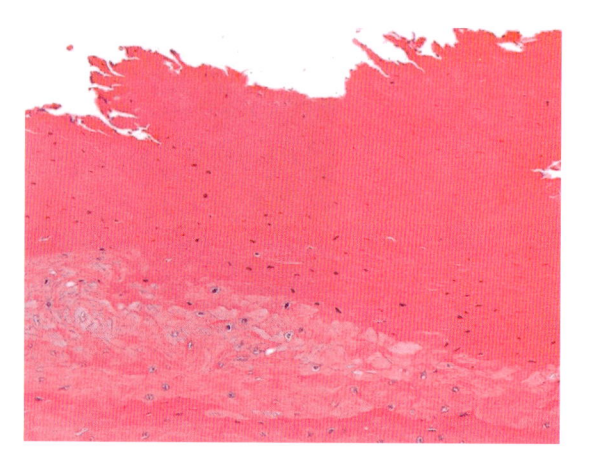

写真 5-18-20　（H.E.　対物×40）

細胞診のポイント：
① 壊死性背景がみられる（潰瘍形成時）．
② 出現する表層型扁平上皮様異型細胞の形態が多彩である．
③ 核は，N/C 比大，大小不同，核形不整，クロマチンの粗糙化，核縁の肥厚などがみられる．
④ 細胞質は厚く，エオジン〜オレンジG好性で，光輝性を伴う．
⑤ 癌真珠，細胞相互封入像や奇妙な細胞などがみられることがある．

鑑別疾患：
白板症（53頁），上皮異形成症（55頁），褥瘡性潰瘍（39頁），結核性潰瘍，カンジダ症（33頁），尋常性天疱瘡（潰瘍形成時）（45頁）．

症例 19

症例：39歳，男性．口腔底腫瘤．
臨床所見：口底部に発赤・潰瘍を有する隆起性病変を認める．

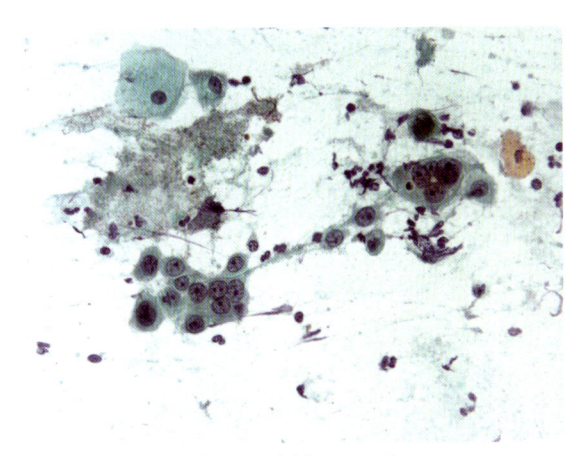

写真 5-19-1 （Pap　対物×40）

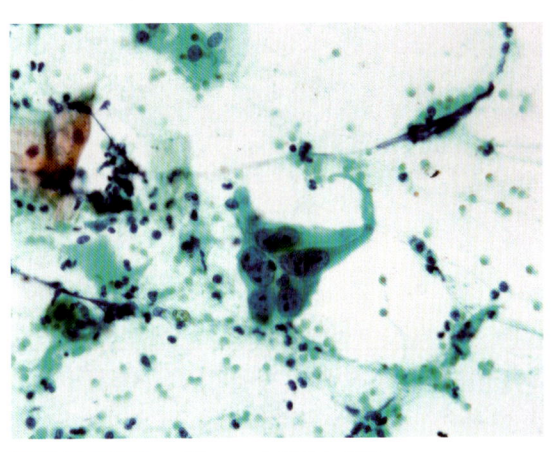

写真 5-19-2 （Pap　対物×40）

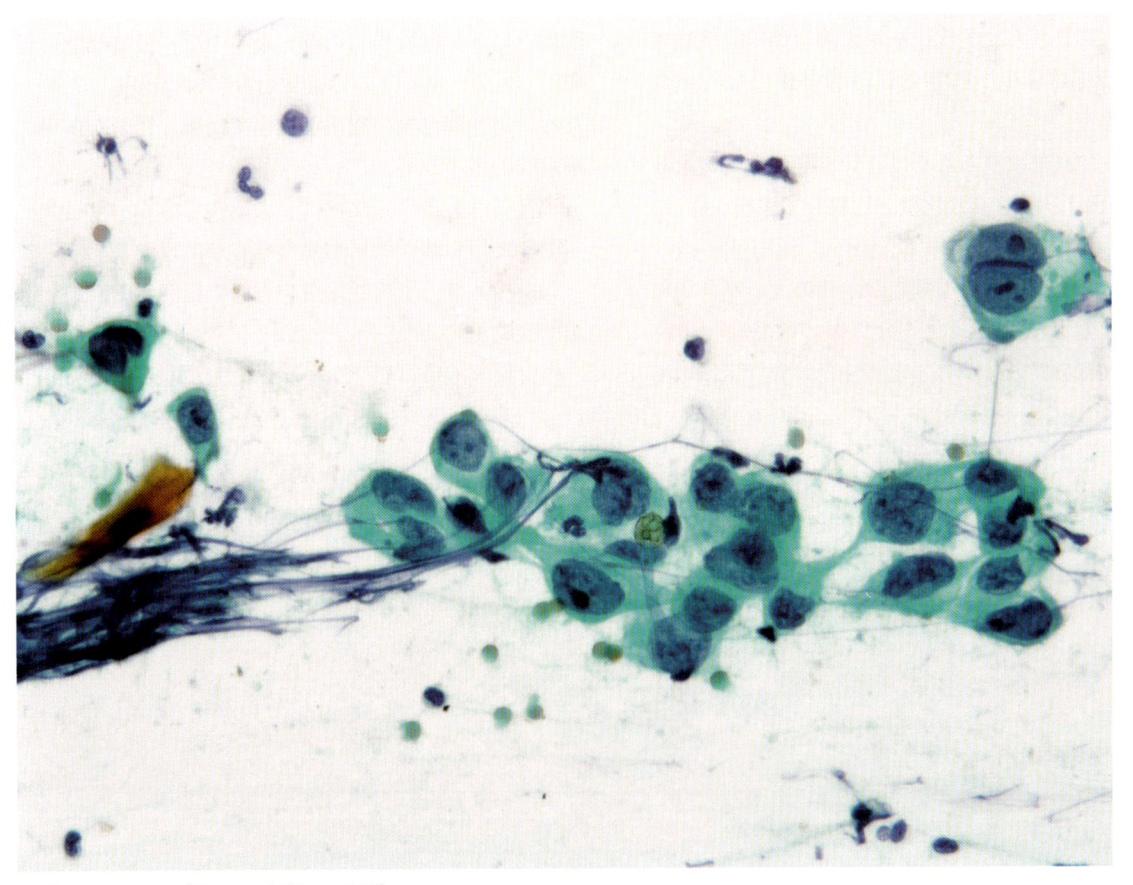

写真 5-19-3 （Pap　対物×60）

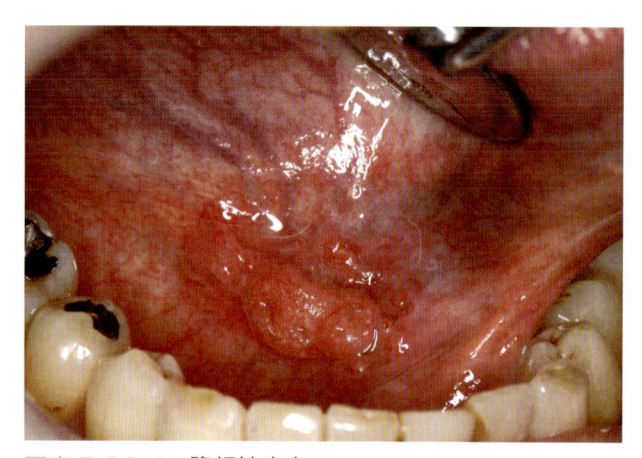

写真 5-19-4　隆起性病変

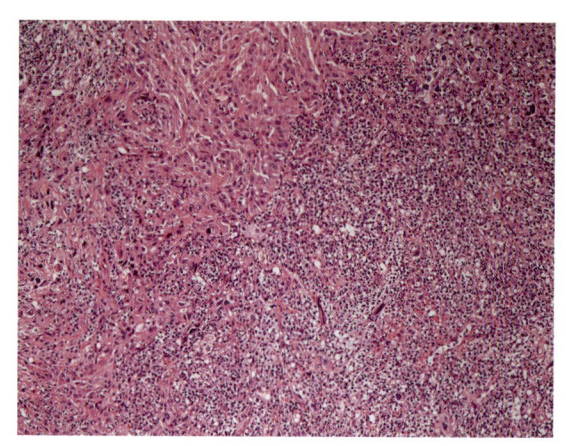

写真 5-19-5　（H.E.　対物×20）

低分化型扁平上皮癌（Squamous cell carcinoma, poorly differentiated）

細胞所見：背景は炎症性，出血性〜壊死性である（写真 5-19-1〜3）．N/C 比大，大小不同，クロマチン濃染性，核形不整，著明な核小体を 1〜2 個伴う深層型異型細胞が散在性〜シート状に認められる（写真 5-19-1〜3）．さらに多核化を示す異型細胞も散見される（写真 5-19-1，2）．これら腫瘍細胞は，上皮性結合を伴う．

肉眼所見：口底部にびらん形成を伴う隆起性病変を認める（写真 5-19-4）．高分化型と比較して表層角化は，肉眼的にも乏しい場合が多い．

組織所見：扁平上皮様異型細胞が，核の大小不同，核形不整，N/C 比大，多核化，分裂像の散見などの高度の細胞異型を伴いながら，充実性ないし索状に増殖する．増殖する細胞は，極性を喪失し，細胞間橋が不明瞭で角化が乏しく，紡錘形を呈することもある（写真 5-19-5）．

概要：低分化型扁平上皮癌は，組織学的に角化と細胞間橋を欠き，細胞異型の強い扁平上皮様腫瘍細胞の増殖からなり，WHO の Grade 分類では Grade 3 といわれる．上顎洞原発の扁平上皮癌では低分化型が多い．

細胞診のポイント：
①背景は炎症性，出血性〜壊死性である．
②核異型の強い深層型異型細胞が出現する．
③肉腫とは，上皮性接着の有無で鑑別する．

鑑別疾患：
尋常性天疱瘡（45 頁），非上皮性悪性腫瘍（肉腫）．

症例 20

症例：79歳，女性．舌縁腫瘍．
臨床所見：右側舌縁部に外向性に発育する隆起性病変を認める．

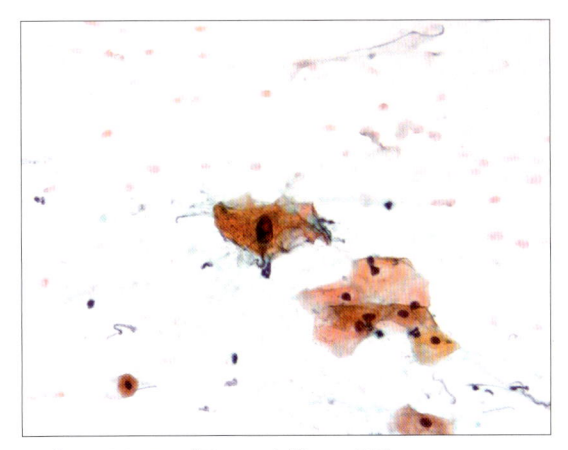

写真 5-20-1 （Pap　対物×40）

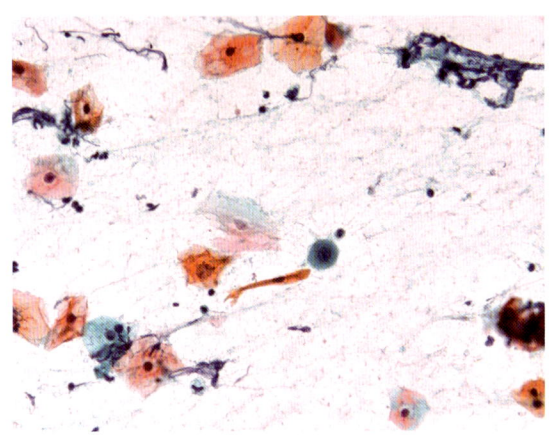

写真 5-20-2 （Pap　対物×40）

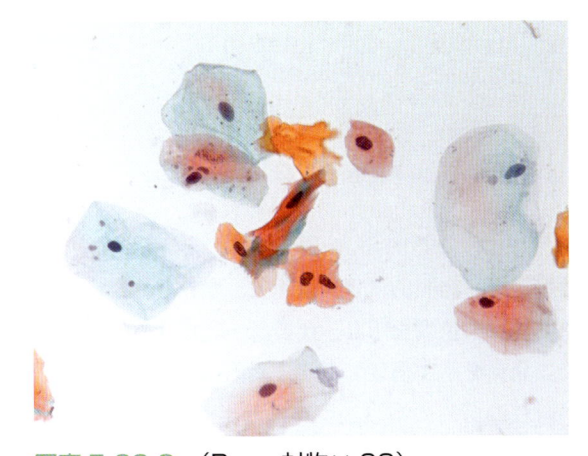

写真 5-20-3 （Pap　対物×60）

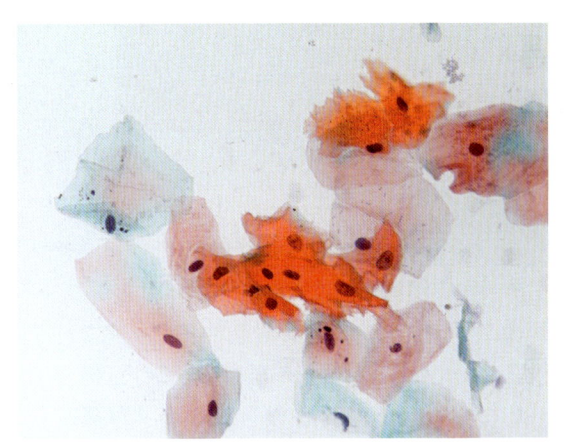

写真 5-20-4 （Pap　対物×60）

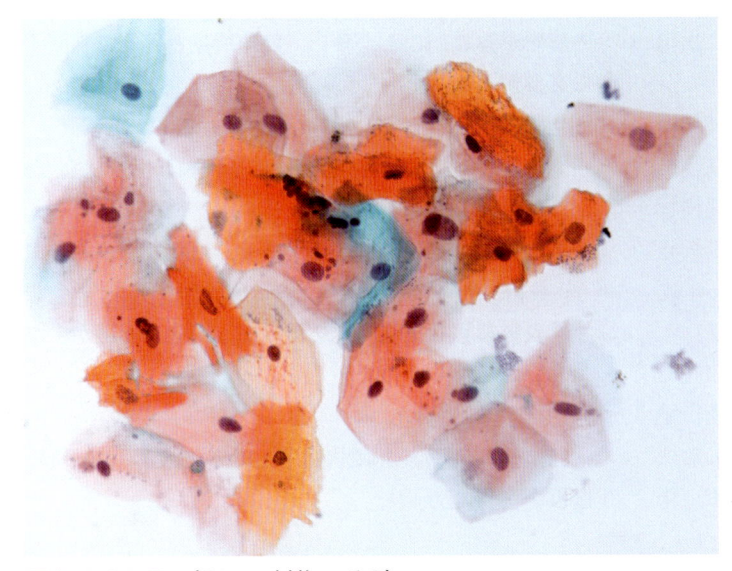

写真 5-20-5 （Pap　対物×60）

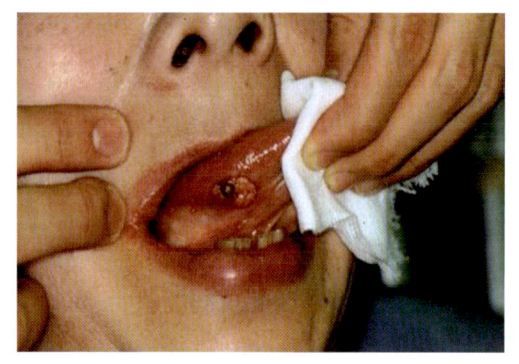

写真 5-20-6　表面凸凹不整の外向性腫瘤

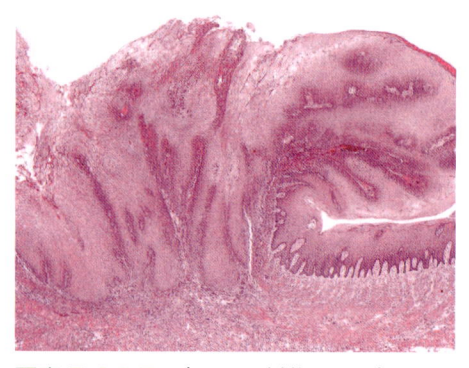

写真 5-20-7　(H.E.　対物×20)

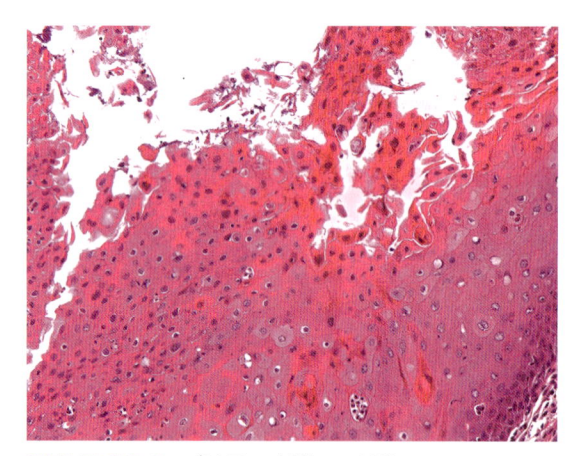

写真 5-20-8　(H.E.　対物×40)

疣贅性癌（verrucous carcinoma）

細胞所見：出現する腫瘍細胞は表層型が主体であり，細胞質はエオジン〜オレンジGに好染性・光輝性で角化物，核腫大，大小不同，核形不整を認める．症例によってはクロマチン濃染性がみられる（写真5-20-1〜5）．この腫瘍の細胞判定は困難な症例が多い．

肉眼所見：右側舌縁部に凹凸不整を示し外向性に出現する白色調の隆起性病変（写真5-20-6）．

組織所見：高度に正角化または錯角化および有棘層の肥厚を伴う扁平上皮細胞が，疣贅状・乳頭状外向性に増殖し，明らかな浸潤性発育を欠く．上皮脚は棍棒状を呈し，固有層を圧迫するように増殖する．腫瘍細胞は，分裂像が散見されるが，細胞異型は乏しい．上皮下には，強いリンパ球浸潤を伴う（写真5-20-7）．

概要：疣贅性癌は扁平上皮癌の特殊型であり，口腔での好発部位は頬粘膜と歯肉（あるいは歯槽堤粘膜）であるが，ときに口蓋，口底部に生ずる．発生年齢は60〜70歳代高齢者で，男性に多いとされている．発育は緩慢で，肉眼的に表面は粗大，顆粒状，しわ状で凹凸不整，白色調を示し，疣贅状・乳頭状外向性に外向性に発育を示す病変である．病因は喫煙，不適合義歯，口腔内清掃の不良，さらに近年ではHPVの感染も考えられている．擦過細胞診では，表層の角化細胞のみが採取されるために（写真5-20-8），悪性腫瘍の診断が難しいことが多い．臨床所見と併せて判断する必要がある．

細胞診のポイント：

①肉眼所見で大きさ，形態（広基性軸に疣贅状病変）が重要である．

②出現する細胞は表層型が多く，細胞質はオレンジG好染性（光輝性の亢進）

③表層細胞は細胞異型を伴うが，細胞採取量が少ないことが多いので注意する．

鑑別疾患：

乳頭腫（51頁），乳頭状扁平上皮癌，孔道癌（69頁），白板症（53, 55頁）．

症例 21

症例：69歳，女性．舌縁腫瘤．
臨床所見：左側舌縁に白色病変を伴う腫瘤を認める．

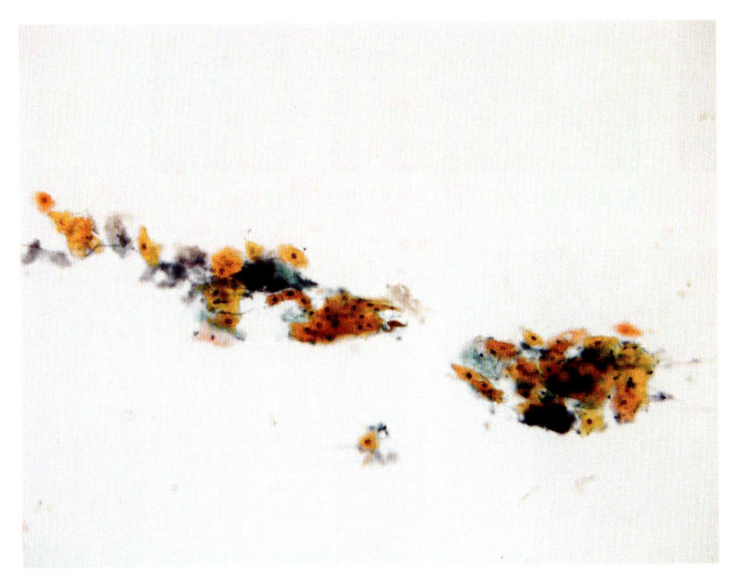

写真 5-21-1 （Pap　対物×20）

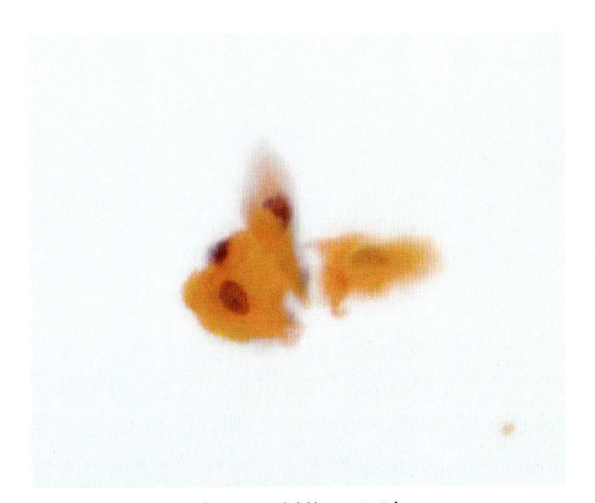

写真 5-21-2 （Pap　対物×60）

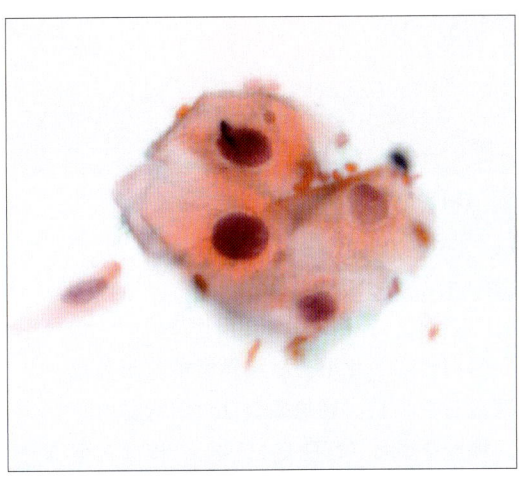

写真 5-21-3 （Pap　対物×100）

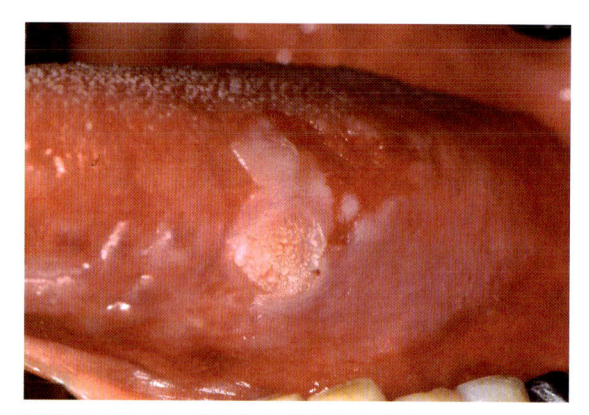

写真 5-21-4　びらんを伴う白色病変

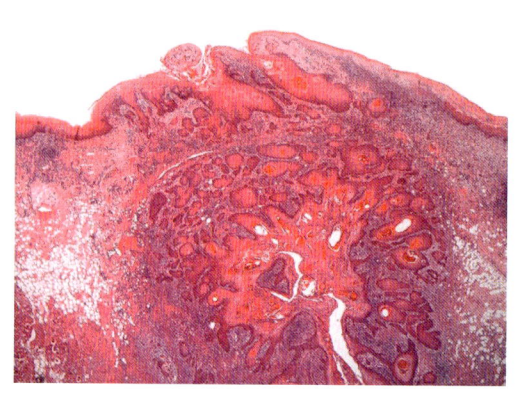

写真 5-21-5　（H.E.　対物×20）

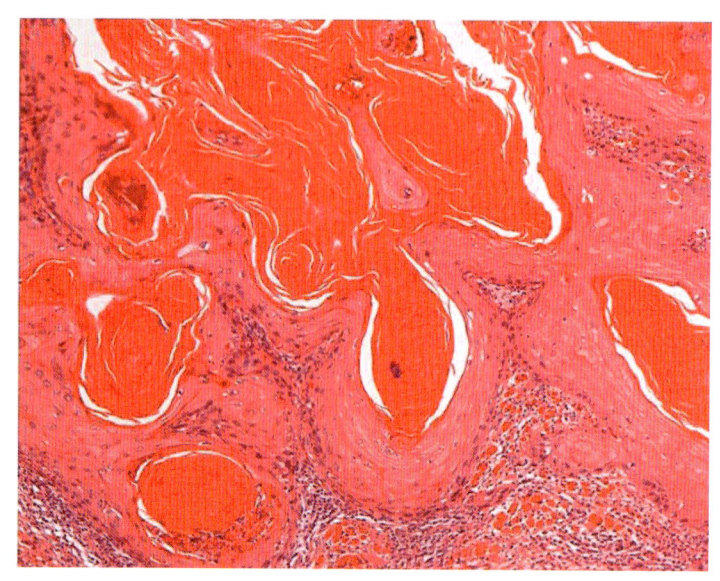

写真 5-21-6　（H.E.　対物×40）

孔道癌（carcinoma cuniculatum）

細胞所見：主に炎症性，症例により出血性や壊死性背景にオレンジG好性の角化型表層型異型細胞が多数出現する（写真5-21-1）．腫瘍細胞は，細胞質の厚みが亢進し，輝度を増し（写真5-21-2），核は大小不同，クロマチンの濃染化，粗糙化や核縁不均一である（写真5-21-2，3）．

肉眼所見：左側舌縁にびらん形成を伴う白色病変が観察され，その一部がやや乳頭状外向性腫瘤を形成している（写真5-21-4）．

組織所見：重層扁平上皮が広い突起を形成し，多数の角化真珠や角質窩を伴いながら粘膜上皮下へと浸潤・増殖している（写真5-21-5）．腫瘍細胞は，明らかな細胞異型を欠く（写真5-21-6）．表層は潰瘍を形成することが多い．

概要：Carcinoma cuniculatum はまれな扁平上皮癌の亜型である．足底皮膚や外陰部で報告されてきたが，2005年のWHO分類から口腔領域でも記載されるようになった．その和訳名はまだない．しかし腫瘍細胞の増殖形態が"うさぎの巣穴"に類似していることから"cuniculatum"の名称がつけられ，便宜的に本項では"孔道癌"とした．

細胞診のポイント：
① 炎症性背景に，多数の角化型表層型異型細胞の出現が認められる．
② 出現する細胞は表層型が多く，細胞質はオレンジG好染性（光輝性の亢進）である．
③ 表層細胞は細胞異型が強くはないが，強拡大にて核の大小不同，クロマチンの濃染化やN/C比増大などが観察される．

鑑別疾患：
乳頭腫（51頁），乳頭状扁平上皮癌，疣贅性癌（67頁）．

症例 22

症例：22歳，男性．舌尖部腫瘤．
臨床所見：舌尖部には有茎性，表面平滑で粘膜色を呈する類円形腫瘤が認められる．

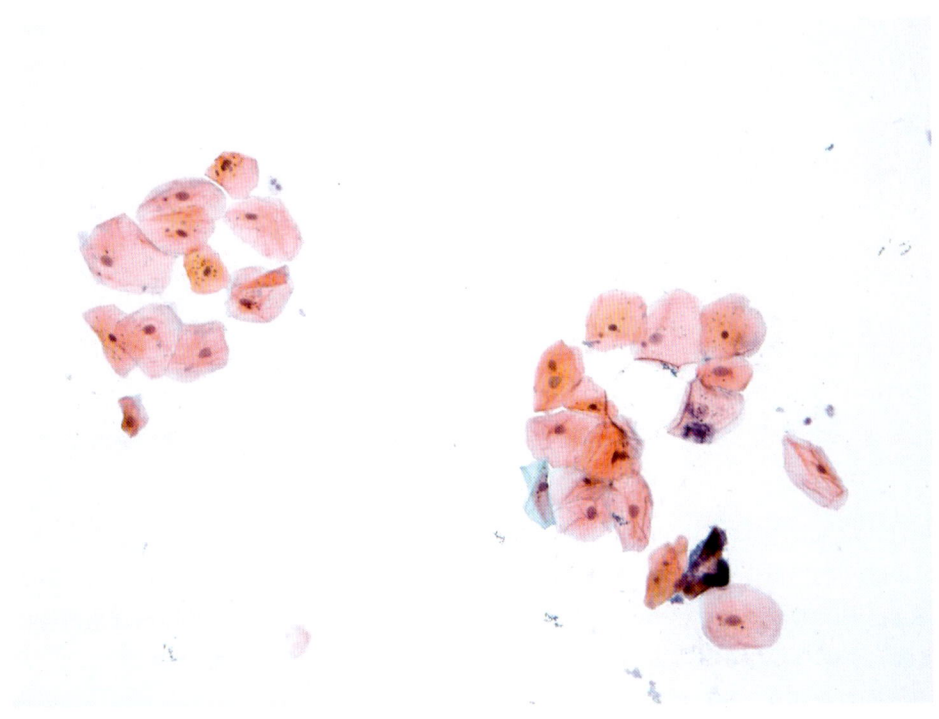

写真 5-22-1　（Pap　対物×20）

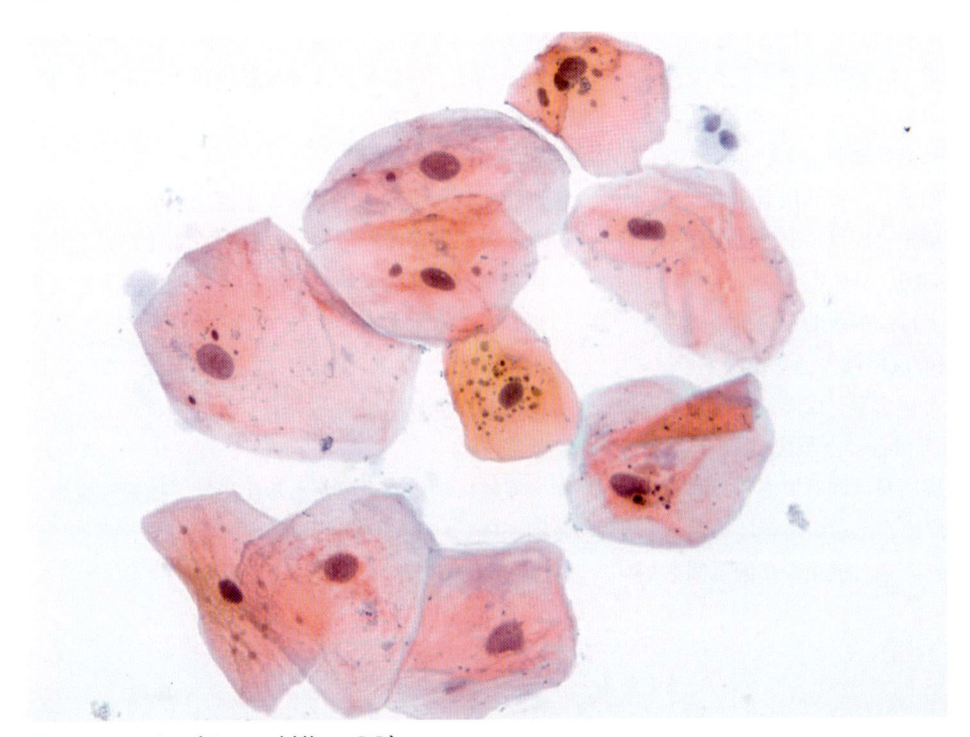

写真 5-22-2　（Pap　対物×60）

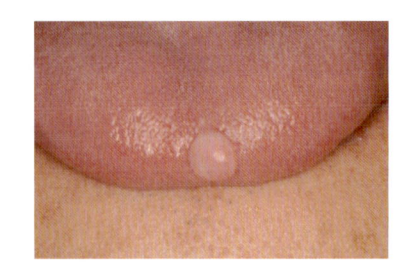

a．肉眼像　　　　　　　　　　　a．肉眼像　　　　　　　　　　　a．肉眼像

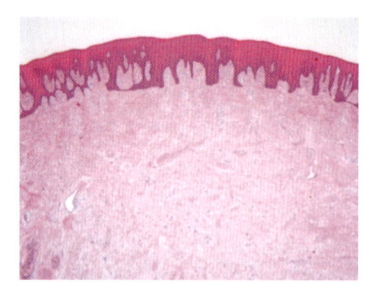

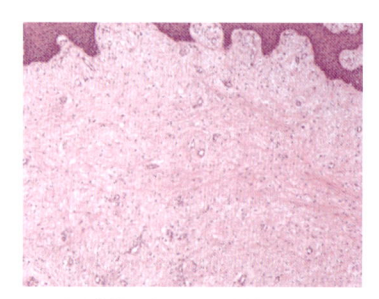

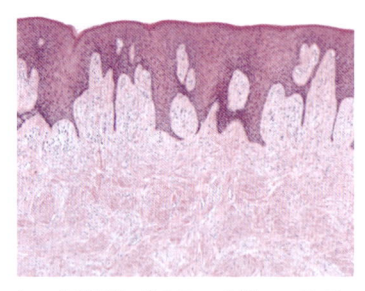

b．組織像（H.E.　対物×20）　　b．組織像（H.E.　対物×20）　　b．組織像（H.E.　対物×20）

写真 5-22-3　有茎性腫瘤　　　　写真 5-22-4　線維性エプーリス　　写真 5-22-5　義歯性線維腫

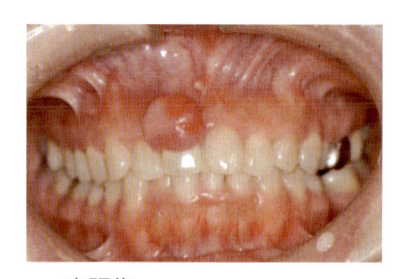

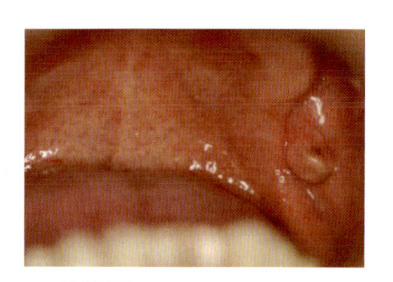

線維上皮性ポリープ（fibro-epithelial polyp）

細胞所見：きれいな背景に，円形～楕円形核で軽度の核腫大や大小不同がみられるが，細顆粒状のクロマチンを有する角化型扁平上皮細胞が認められる（写真5-22-1, 2）．ケアトヒアリン顆粒を伴うオレンジG好性の角化型扁平上皮細胞がみられる（写真5-22-2）．

肉眼所見：腫瘤の表面は平滑で，粘膜色を呈する有茎性腫瘤である（写真5-22-3a）．

組織所見：粘膜上皮下は，線維芽細胞およびエオジン好性の線維性結合織が比較的密に，束状増殖する．表層を被覆する錯角化型重層扁平上皮は，有棘層の肥厚を伴っている（写真5-22-3b）．

概要：線維上皮性ポリープとは，局所的な刺激や外傷などによる線維性結合組織の反応性の過形成であり，また上皮も増生して腫瘤状を呈する．歯肉に発生すると線維性エプーリス（epulis fibrosa，写真4a）と病名がつけられるが，病理組織所見は同じである（写真5-22-4b）．また，上皮の反応が乏しい場合はいわゆる"線維腫"であり，さらに不適合義歯が病因と明らかな場合は義歯性線維腫（denture fibroma，写真5-22-5a）といわれている．これらの病理組織学的所見は，結合織の増殖からなる腫瘤状病変である（写真5-22-5b）．いずれの病変も，上皮下結合織の増生が主座であるため，擦過細胞診による表層細胞の観察では病変の本態がみえない．その他の非上皮性腫瘍である脂肪腫，神経鞘腫，神経線維腫や色素性母斑なども同様である．

細胞診のポイント：

①肉眼所見が重要で，腫瘤の表面は平滑で粘膜色を呈することが多い．しかし，やや角化が亢進して白色調や，腫瘤表面が二次的に傷ついて赤色調を帯びることもある．

②細胞診ではきれいな背景に，細胞異型のない表層型細胞が少数出現する．

鑑別疾患：

結合組織に病変の主座がある疾患は，擦過細胞診での鑑別が難しい．

症例 23

症例：13歳，男子．下口唇腫瘤．
臨床所見：下口唇に境界明瞭，表面粘膜色の類円形腫瘤を認める．

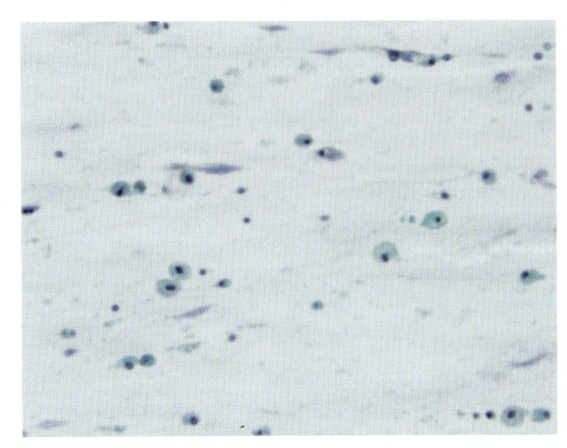

写真 5-23-1　（Pap　対物×40）

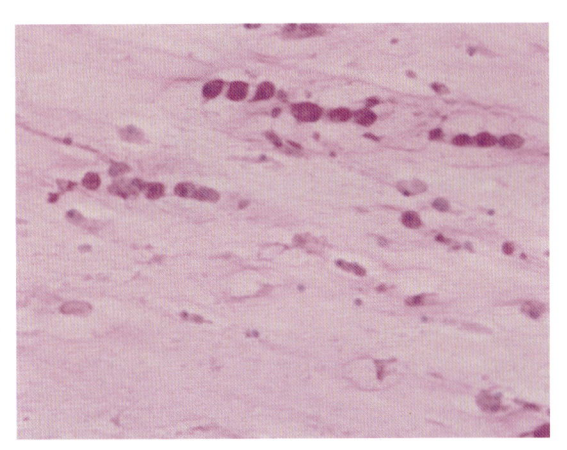

写真 5-23-2　（PAS　対物×40）

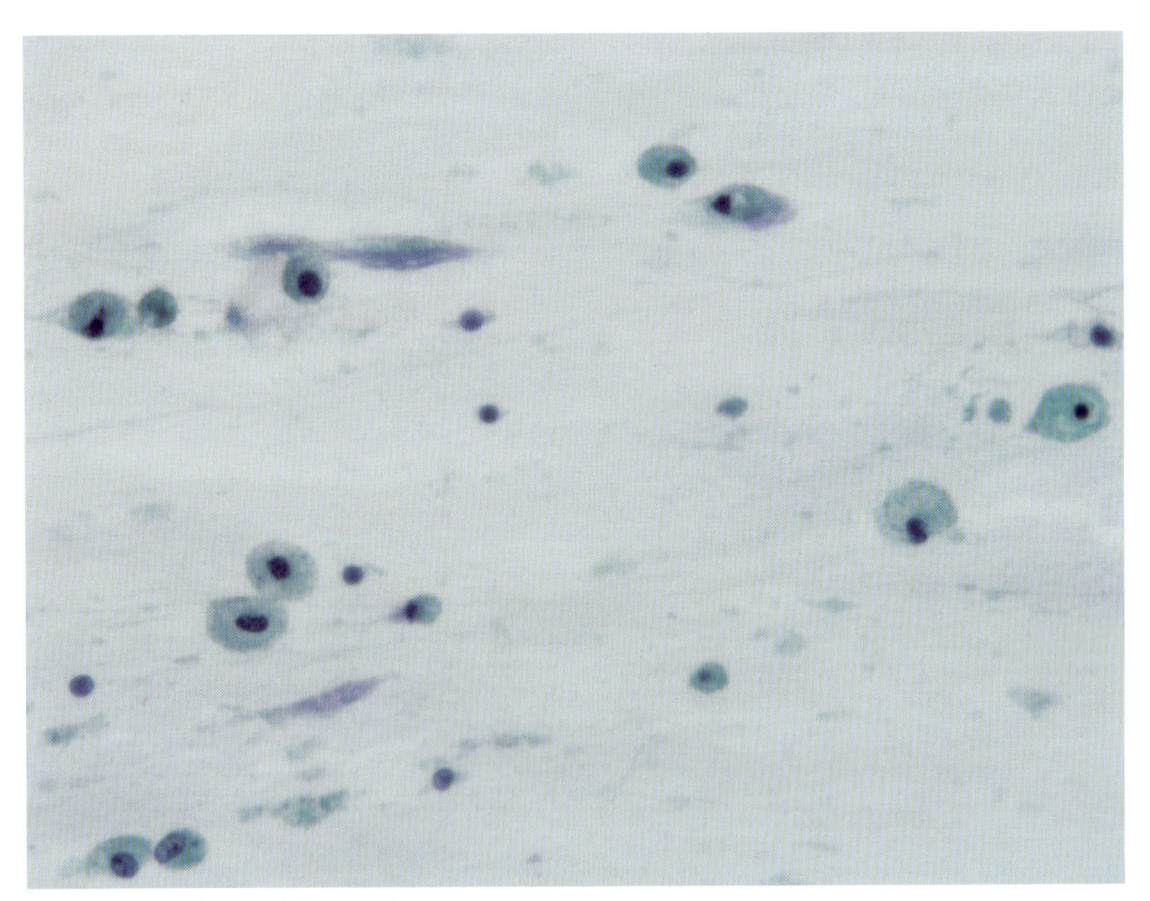

写真 5-23-3　（Pap　対物×60）

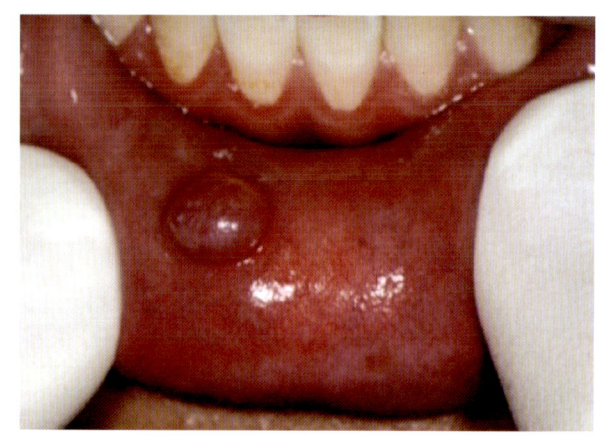

写真 5-23-4　広基性腫瘍

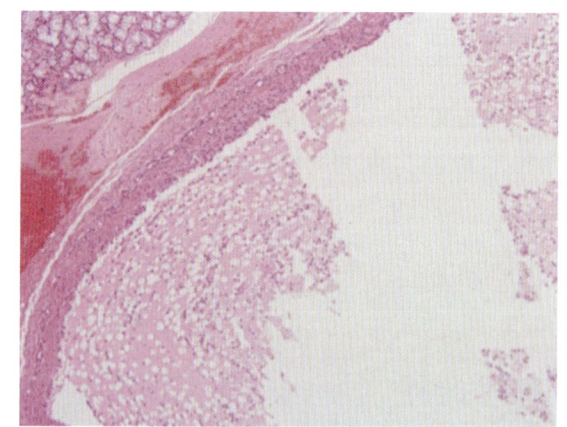

写真 5-23-5　（H.E.　対物×20）

粘液囊胞（mucous cyst, mucocele）

細胞所見：粘液性，出血性ないし軽度の炎症性背景に多数の泡沫細胞を認める（写真5-23-1, 3）．泡沫細胞は胞体に粘液を含み，泡沫状で豊かで，淡赤色〜淡紫色を呈する．核は偏在性で類円形，小型で，異型性がみられない．PAS反応にて胞体および背景は赤紫〜紫色に染まる（写真5-23-2）．

肉眼所見：下口唇には類円形で広基性の腫瘤を認め，表層は粘膜色〜半透明で，波動を触れる（写真5-23-4）．

組織所見：粘膜上皮下に囊胞空隙が認められ，囊胞壁は泡沫細胞（mucinophage），炎症性細胞，粘液物質などからなる粘液肉芽腫で構成される．囊胞腔内にはこれらの細胞や物質が充満している（写真5-23-5）．病変周囲の唾液腺組織は，導管の拡張や腺房の萎縮などがみられる．

概要：唾液の流出障害による囊胞状病変で，誤咬しやすい下口唇に好発する．導管が損傷して唾液成分が周囲組織に流出して粘液肉芽腫を形成した溢出型と，唾液の排出障害により導管内に貯留して拡張した貯留型（停滞型）に分類され，前者の方が多い．また，舌下部（Blandin-Nuhn cyst），口底部（ガマ腫 Ranula）にも同様な病変が発生するが，細胞像および病理組織像は同様である．

細胞診のポイント：
① 細胞異型を伴わない泡沫細胞の出現を認める．
② 粘表皮癌の粘液産生細胞との鑑別が重要である．

鑑別疾患：
　粘表皮癌（103頁）．

症例24

症例：45歳，男性．下顎歯肉の表面粗糙な病変．
臨床所見：下顎歯肉に表面が顆粒状，やや乳頭状を呈する広基性腫瘤を認める．

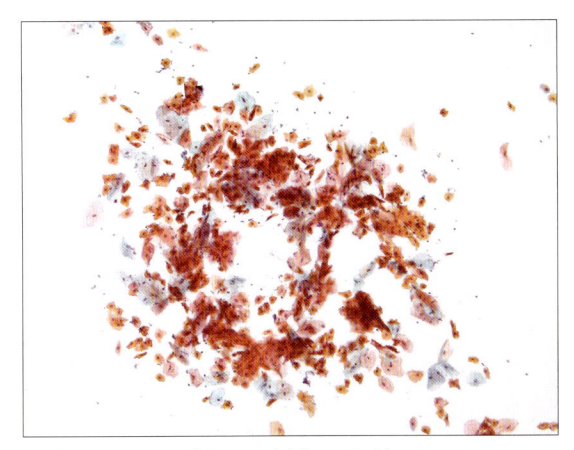

写真5-24-1 （Pap　対物×10）

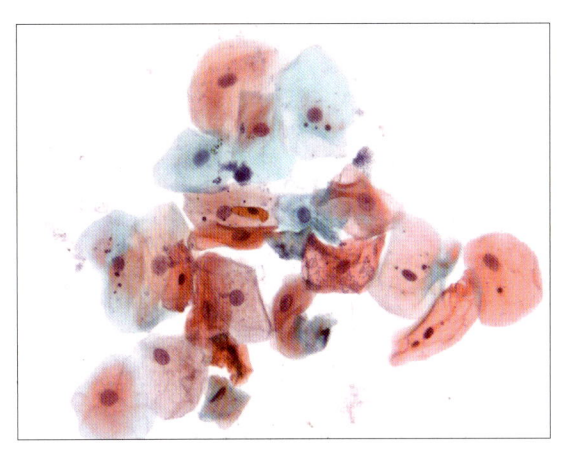

写真5-24-2 （Pap　対物×60）

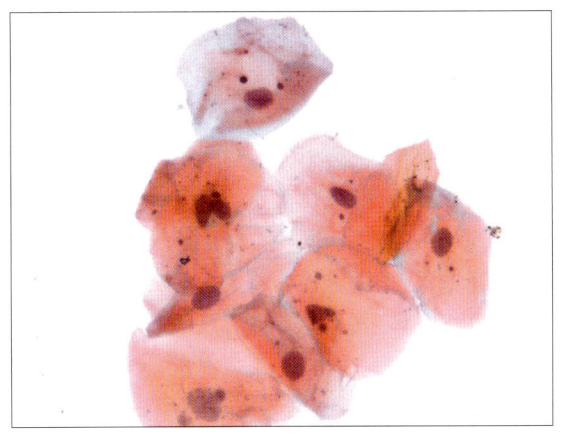

写真5-24-3 （Pap　対物×60）

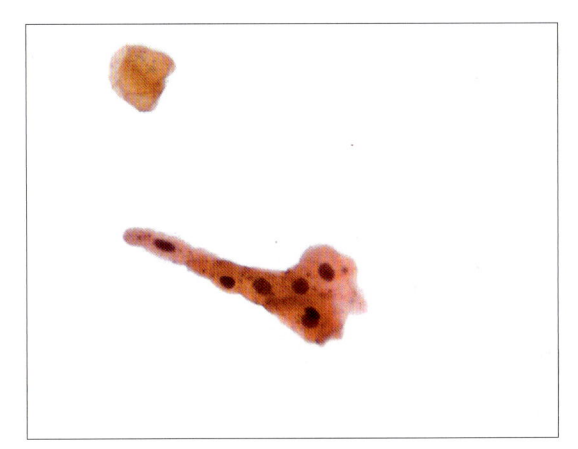

写真5-24-4 （Pap　対物×60）

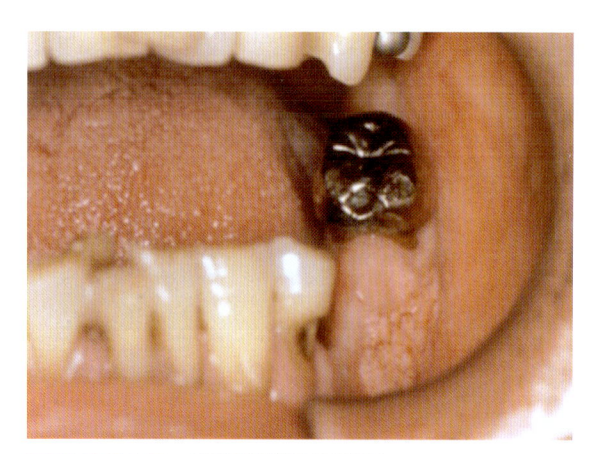

写真 5-24-5　表面疣贅状の腫瘤

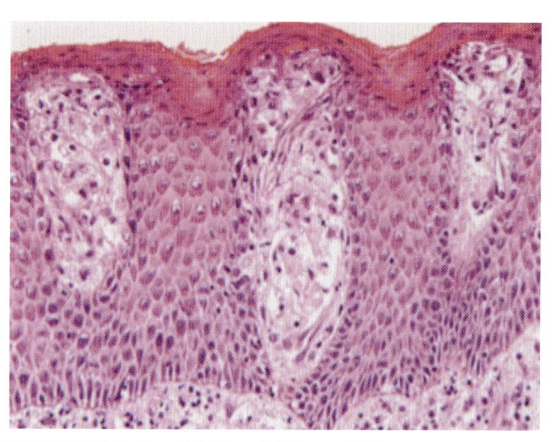

写真 5-24-6　（H.E.　対物×20）

疣贅性黄色腫（verruciform xanthoma）

細胞所見：炎症性背景に（写真 5-24-1），核腫大，大小不同，クロマチン濃染化，核形不整，核小体の明瞭化，ときに多核化を伴う角化傾向（輝度の亢進）の強い表層型異型細胞が散在性（写真 5-24-2，3）～集合性（写真 5-24-4）に出現している．

肉眼所見：腫瘤の表面は顆粒状，疣贅状ないし乳頭状で，粘膜色ないしやや黄白色を呈する（写真 5-24-5）．

組織所見：上皮直下の結合織乳頭部を中心に，多数の泡沫状（黄色腫）細胞がシート状に増殖している（写真 5-24-6）．増殖している泡沫細胞は，小型ないしやや偏在性の類円形核を有し，胞体が類円形を呈し，細胞質には多数の顆粒状物質あるいは脂肪滴を含み，一部では空胞状である．上皮は錯角化を呈し，上皮脚の延長が顕著で（写真 5-24-6），ときに偽上皮腫性変化を伴う．

概要：口腔での頻度はあまり高くないが，歯肉に認められることが多い．病因は明らかではない．組織学的に表層細胞の角化亢進や上皮脚の延長などの所見を反映して，細胞異型を伴うことが多く，擦過細胞診では過剰診断をする可能性が高い病変である．

細胞診のポイント：
① 角化傾向が強い表層型異型細胞が散在性～集合性に出現し，しばしば細胞異型を伴う．
② 肉眼所見で，顆粒状ないし疣贅性腫瘤を示す場合は，本疾患を考慮すべきである．

鑑別疾患：
疣贅性癌（67頁），孔道癌（69頁），乳頭腫（51頁）．

症例 25

症例：60 歳代，男性．
臨床所見：頸部リンパ節腫脹

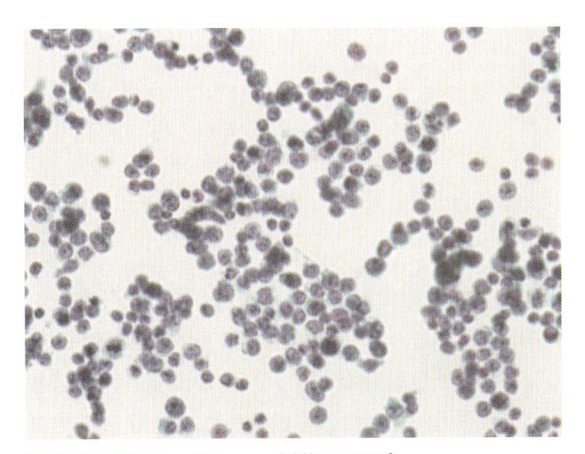

写真 5-25-1 （Pap　対物×20）

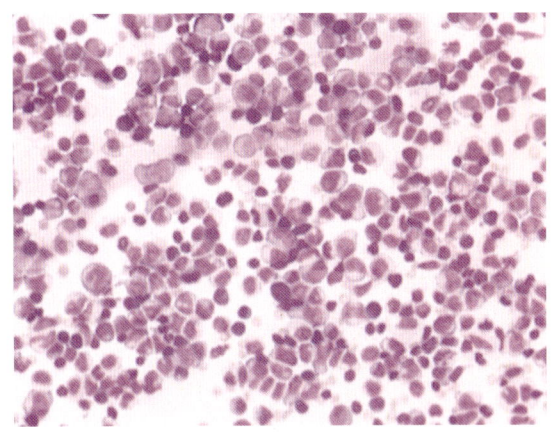

写真 5-25-2 （Giemsa　対物×40）

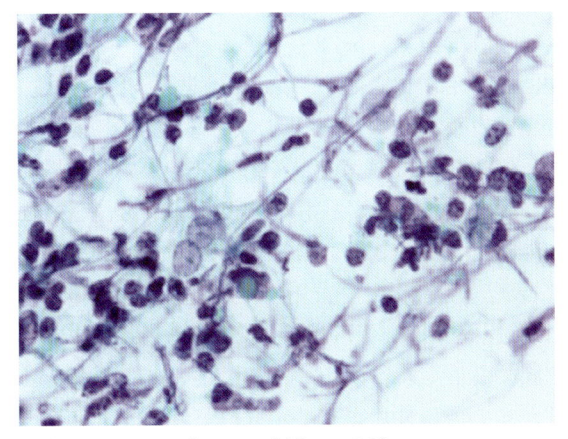

写真 5-25-3 （Pap　対物×40）

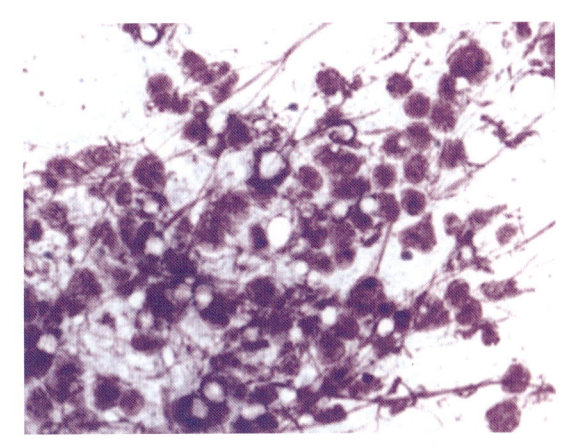

写真 5-25-4 （Giemsa　対物×40）

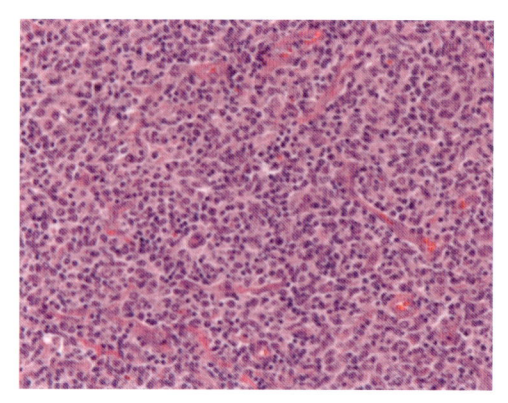

写真 5-25-5　（H.E.　対物×20）

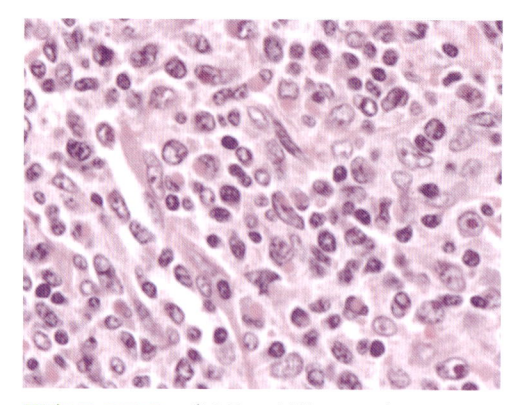

写真 5-25-6　（H.E.　対物×40）

悪性リンパ腫（malignant lymphoma）

細胞所見：頸部領域には多くのタイプの悪性リンパ腫の出現を認める．今回は特に注意が必要なタイプとして節外性NK/T細胞リンパ腫とMALTリンパ腫を記載する．腫瘍細胞は小〜中型を示すが，ほぼすべての細胞に核の切れ込み，湾入など核形不整とクロマチンの増量を示す．また，小型の核小体の出現が認められる（**写真5-25-1**）．Giemsa染色では核の大小，核形不整が強く認められる．また核分裂像の出現もみられる．背景にはわずかに形質細胞も認められる（**写真5-25-2**）．

多くの腫瘍細胞は単一な異型リンパ球で小型から中型リンパ球の核にクビレがみられ，免疫芽球の核形にcleavedな不整がみられる．また，一部の異型細胞には核内封入体（Dutcher body）と細胞質内封入体（Russell body）をみる（**写真5-25-3, 4**）．反応性のリンパ球，形質細胞，免疫芽球と時に腫瘍性の形質細胞，免疫芽球などが混在し多彩な組織所見を示すために反応性病変との鑑別が問題となる．細胞診での補助的診断法として免疫細胞化学的染色やフローサイトメトリーなどが有用である．診断に躊躇する場合は組織生検による確認も必要である．

組織所見：腫瘍細胞浸潤はびまん性で血管浸潤像や破壊像を伴う．そのため血管のフィブリン様変性，凝固壊死，アポトーシスを伴う．細胞は多様で小型〜大型まであり，またこれらが混在するものもある．核は不整形で腫脹，クロマチン増量，核小体は小型である．核分裂像もみられる．その他形質細胞，組織球，好酸球などの炎症性細胞をみることもある（**写真5-25-5**）．節外性NK/T細胞リンパ腫と診断された．

腫瘍細胞はびまん性に異型リンパ球が浸潤する．また，細胞診標本でみられた核内封入体（Dutcher body）と細胞質内封入体（Russell body）も確認することができる（**写真5-25-6**）．MALTリンパ腫は反応性のリンパ濾胞が混在し，そのB細胞性異常リンパ球が増殖し，種々の程度の類リンパ形質細胞が認められる．導管上皮に腫瘍性リンパ球が浸潤し，時に多嚢胞性に拡張する．他にびまん性大細胞型B細胞リンパ腫や濾胞性リンパ腫などが混在してみられることがある．腫瘍細胞の主な表現型はCD3 −，CD5 −，CD10 −，CD20 +，bcl 2 +である．

概要：節外性NK/T細胞リンパ腫は鼻腔，咽頭，口蓋，皮膚などの節外性にみられ，二次的にリンパ節浸潤がある．通常EBV感染が考えられ，多くが成人の男性にみられる．臨床的に腫瘍は浸潤性に発育し，腫瘍占拠，周囲組織破壊による症状を示す．皮膚浸潤の場合しばしば潰瘍を伴う．

MALTリンパ腫の多くは耳下腺に発生し，ついで顎下腺である．大多数は非Hodgkinリンパ腫でB細胞性が多い濾胞性発育を示すものが高頻度にみられる．唾液腺のMALTリンパ腫の多くの症例がSjögren症候群に関連したリンパ上皮性唾液腺炎（lymphoepithelial sialadenitis）から発生するとされる．50〜60歳代の女性に多く，臨床症状は唾液腺と周囲リンパ節の腫大を示す．発育は緩徐で外科切除が奏効し予後は良好である．節外臓器に附属するリンパ組織は粘膜関連リンパ組織（mucosa associated lymphoid tissue：MALT）とよばれる．リンパ濾胞の暗殻の外側に位置する辺縁帯B細胞 marginal zone B-cellに由来するリンパ腫である．

細胞診のポイントと鑑別点：

頸部に発生する悪性リンパ腫の中には細胞の大小があり，核形不整が強いものは診断容易であるが，細胞異型の乏しいMALTリンパ腫などの出現もみられるため，臨床所見を参考に細胞形態を注意深く観察し，封入体などの出現も念頭に入れ，慎重に判断する必要がある．

症例 26

症例：55 歳，女性．
臨床所見：歯肉の腫瘤と出血．

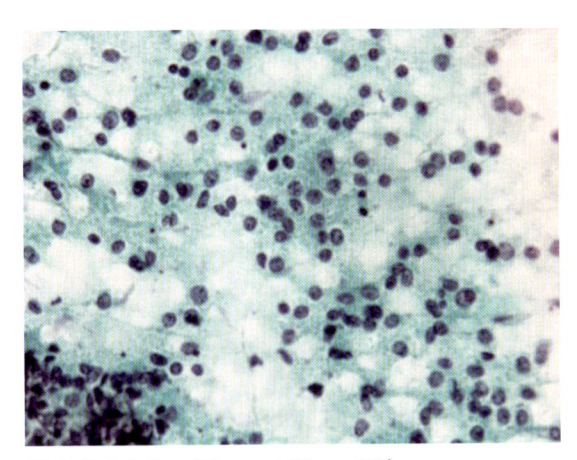

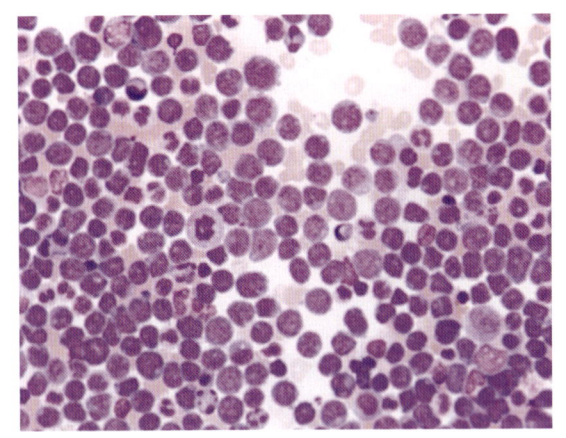

写真 5-26-1　（Pap　対物×40）

写真 5-26-2　（Giemsa　対物×40）

末梢血データ：WBC 134.3 × 10^3/μl，RBC 248 × 10^4/μl，Hb 7.3 g/dl，Ht 25.3％，MCV 102 fl，MCH 29.4 pg，MCHC 28.9％，PLT 18.8 × 10^4/μl

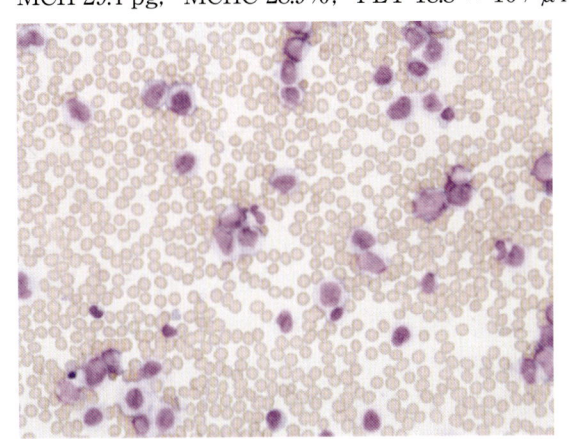

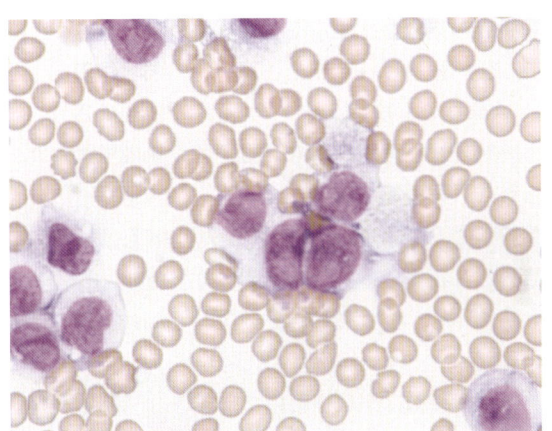

写真 5-26-3　（WG　対物×40）

写真 5-26-4　（WG　対物×100）

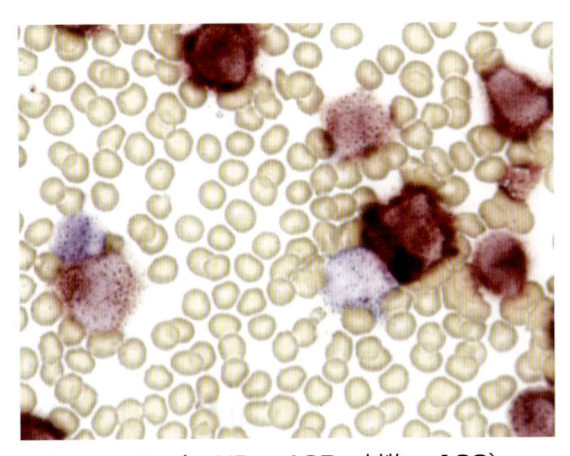

写真 5-26-5　（α NB + ASD　対物×100）

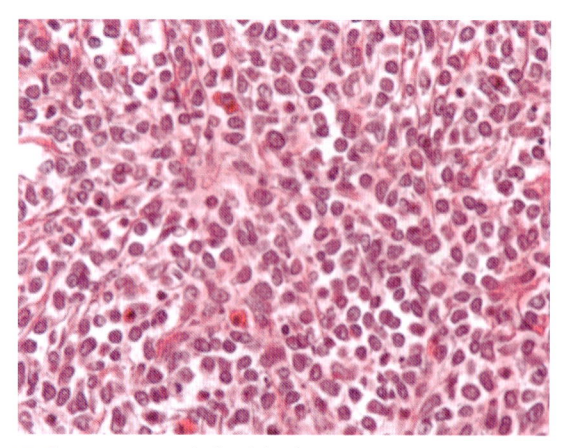

写真 5-26-6　歯肉腫瘤（H.E.　対物×40）

急性骨髄性白血病（acute myeloid leukemia：AML）

細胞所見：出血性背景に多数の孤立散在する小型小円形細胞をみる．これらの細胞の多くはリンパ球よりやや大きく，核に切れ込みなどを認める不整形核を示した（写真 5-26-1）．Giemsa 染色では多くの細胞が幼若化を示す不整核で核分裂像も認められた．また好中球もわずかにみられた（写真 5-26-2）．

末梢血液像所見：空胞を有するやや大きめの単球様と思われる細胞が全体の 89％を占めていた（写真 5-26-3）．単球様の細胞は大きめの核小体を有するものから，成熟単球と思われるものまで各成熟段階の細胞がみられた（写真 5-26-4）．

末梢血液像特染：EST 二重染色にて単球様細胞は αNB に強陽性で NaF にて完全に阻害されたため，骨髄穿刺所見を待たねばならないが，FAB 分類 AML-M5 が最も疑われた（写真 5-26-5）．

組織所見：多くの細胞は芽球様細胞で構成され，不整形核を示す．核内のクロマチンは繊細なものから細凝集を呈し，中には核小体を認めるものもみられ，末梢血液所見と考え合わせ急性単球白血病と診断された（写真 5-26-6）．

概要：AML は M0〜M7 まで 8 分類されている．M0〜M2：骨髄芽球系，M3：前骨髄球系，M4：骨髄単球系，M5：単球系，M6：赤芽球系，M7：骨髄巨核芽球系の特徴を有するとされる．臨床症状は造血抑制により貧血，感染，出血傾向などを起こしやすい．また，口腔領域での症状は歯肉への腫瘍細胞浸潤が特徴的であり M4 および M5 が多いとされる．

細胞診のポイントと鑑別点：

AML の細胞像は前述のとおりタイプにより細胞形態が異なる．また腫瘍細胞の他に成熟白血球が混在するため判断に難渋することも多い．鑑別ポイントとしては出現している芽球細胞と分化度が移行する細胞があるか，また骨髄芽球および前骨髄球系の場合はアズール顆粒やアウエル小体の出現を見つけ出すことなども大切である．白血病および悪性リンパ腫が疑われる場合は年齢，性別および腫瘍の発生部位などの臨床所見を念頭に末梢血などのデータも確認することが重要である．

症例 27

症例：65歳，男性，軟口蓋腫瘍．
臨床所見：黒色沈着した隆起性腫瘤．

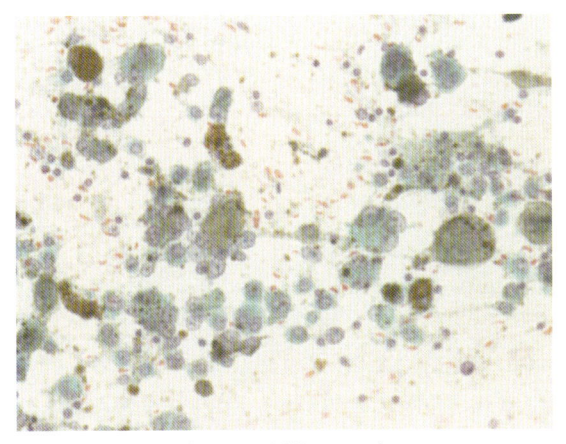

写真 5-27-1 （Pap 対物×40）

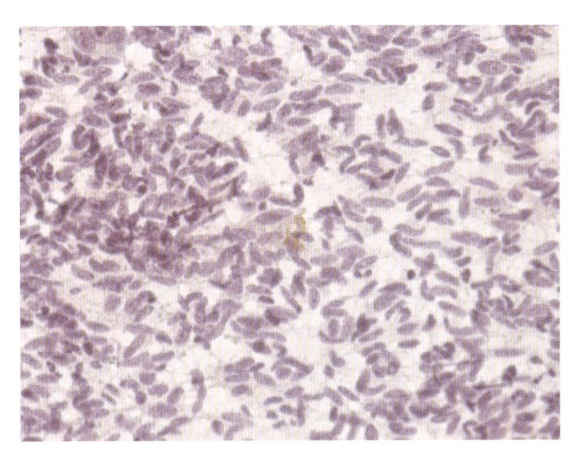

写真 5-27-2 （Pap 対物×40）

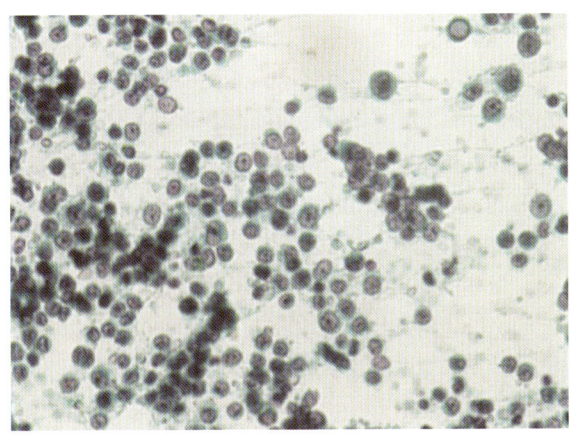

写真 5-27-3 （Pap 対物×40）

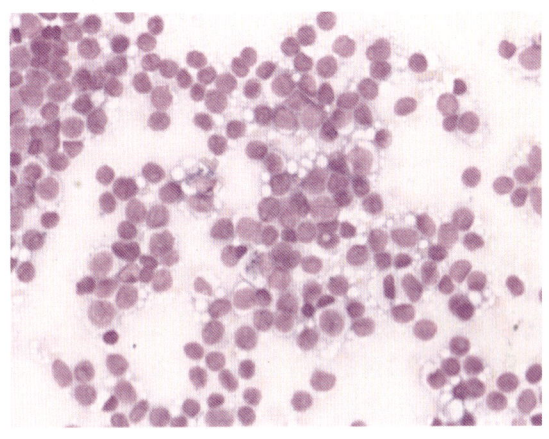

写真 5-27-4 （Giemsa 対物×40）

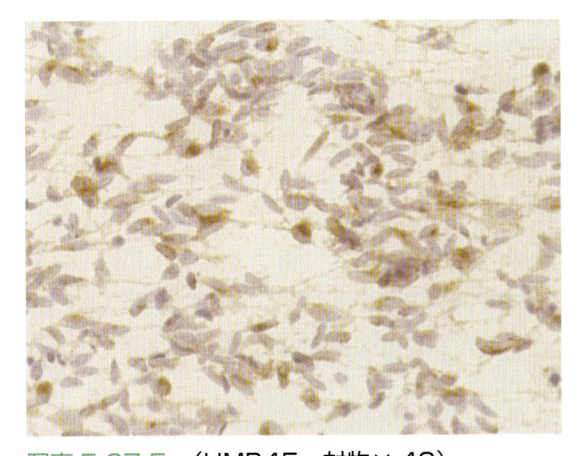

写真 5-27-5 （HMB45 対物×40）

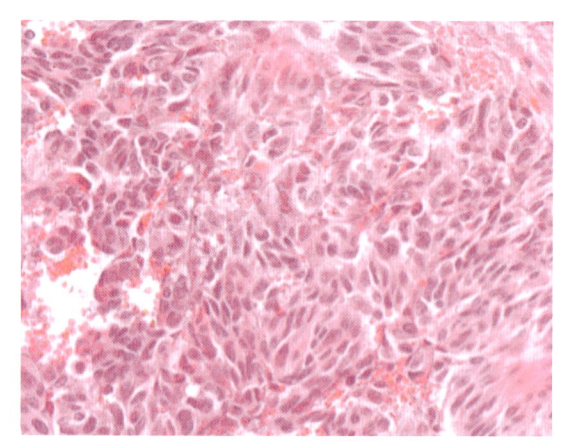

写真 5-27-6 （H.E. 対物×40）

悪性黒色腫（malignant melanoma）

細胞所見：この腫瘍の特徴的所見は壊死性背景に多核巨細胞（写真 5-27-1），核内細胞質封入体，著明な核小体，細胞質内メラニン顆粒などの出現がある．しかし，細胞形態としては他に紡錘形細胞（写真 5-27-2），小円形細胞（写真 5-27-3, 4），大型円形細胞，Paget 細胞様細胞，波状細胞，風船状細胞，卵円形細胞，多角形細胞，樹枝状細胞の 10 種類が認められるとされる．細胞質内に明らかなメラニン顆粒を認めるものは診断に容易であるが，認められない場合は未分化癌，悪性リンパ腫，肉腫などとの鑑別が問題となる．

組織所見：口腔では硬口蓋，歯肉に好発する．肉眼的には色素沈着を呈する隆起性病変を形成することが多い．潰瘍や出血をきたすこともある．表皮内にとどまる表皮内黒色腫と浸潤性黒色腫に分けることができる（写真 5-27-6）．表皮内には以前より悪性黒子，Paget 型悪性表皮症，爪甲下末端黒子型黒色腫前駆症などと呼ばれていたものがある．浸潤性には悪性黒子由来黒色腫，表在性拡大型黒色腫，末端黒子様黒色腫，結節型黒色腫などがある．免疫化学的には S-100 蛋白，HMB-45（写真 5-27-5），Melan-A が一般的に陽性を示す．電顕的にはメラノゾームが検出される．

概要：悪性黒色腫はメラノサイト由来の悪性腫瘍で予後の悪い腫瘍である．人種的には白人に多く，黄色人種，黒色人種の順に少ない．発生としては正常表皮内メラノサイト，母斑細胞，真皮内メラノサイトなどがあるが，表皮内メラノサイトから直接癌化してくるものが多い．日光紫外線や外傷などが誘因として考えられている．頭頸部の場合は特殊な型ではあるが日光露出部に好発する desmoplastic-neurotropic melanoma がある．神経束および周囲への浸潤がみられ，男性に多く，転移率が高い．組織学的には真皮が肥厚し，境界不明瞭な腫瘤として認められる．細胞学的には波状細胞でメラニン顆粒を有さないが，核内細胞質封入体を認めるものがある．

細胞診のポイントと鑑別点：
　特徴的所見は①背景に壊死性物質，②多核巨細胞，③細胞質内のメラニン顆粒，④核異型（核腫大および多彩な核形），⑤著明な核小体，⑥核内細胞質封入体，⑦核分裂像などである．また，メラニン産生の乏しい症例でも Giemsa 染色で数個の産生細胞をみつけられることがある（写真 5-27-4）．

症例 28

症例：60歳代，男性．歯肉の腫脹および潰瘍．

臨床所見：下顎第三大臼歯部歯肉に潰瘍を伴う腫瘤を認める．

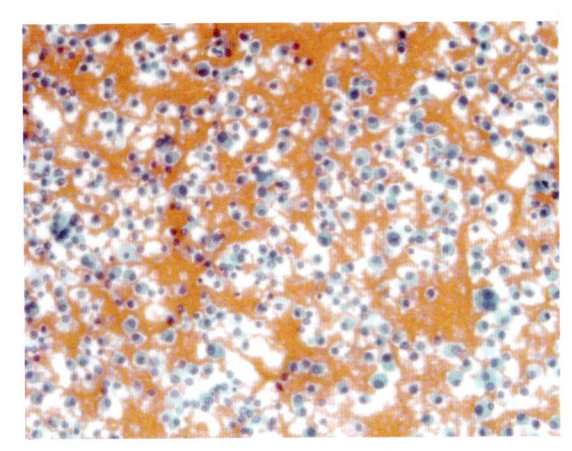

写真5-28-1　（Pap　対物×20）

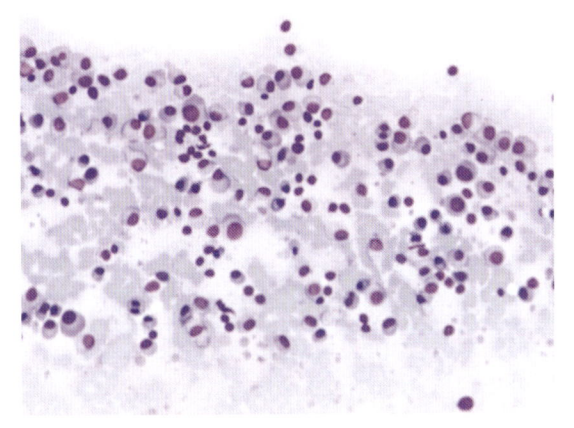

写真5-28-2　（Giemsa　対物×40）

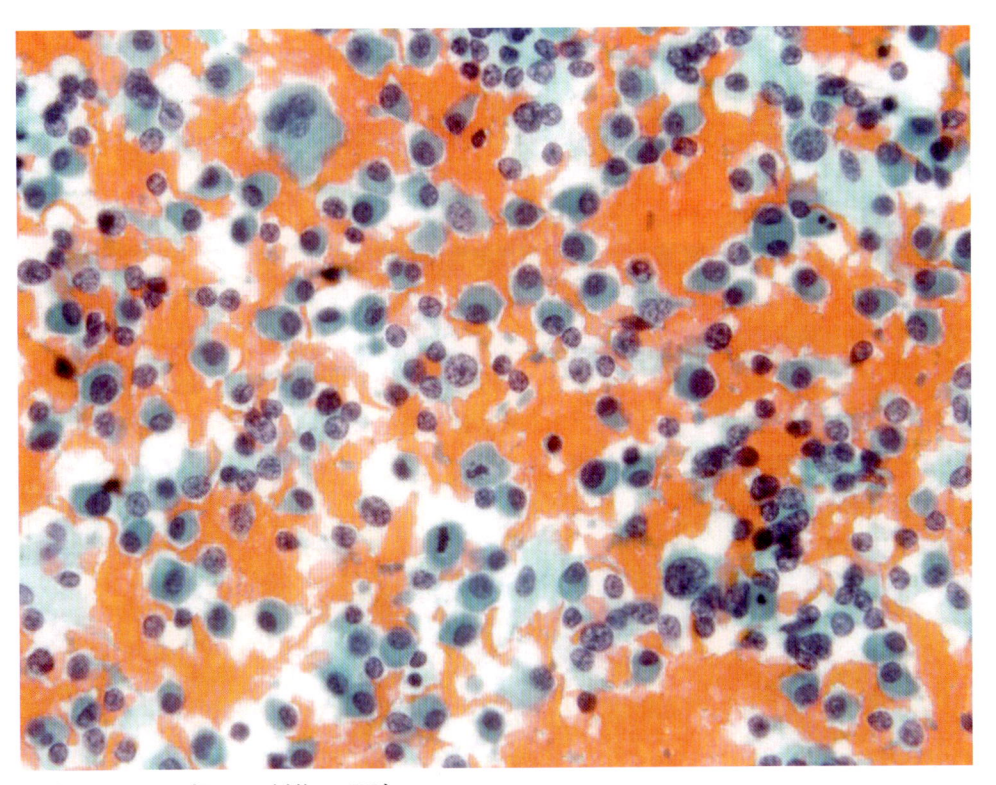

写真5-28-3　（Pap　対物×60）

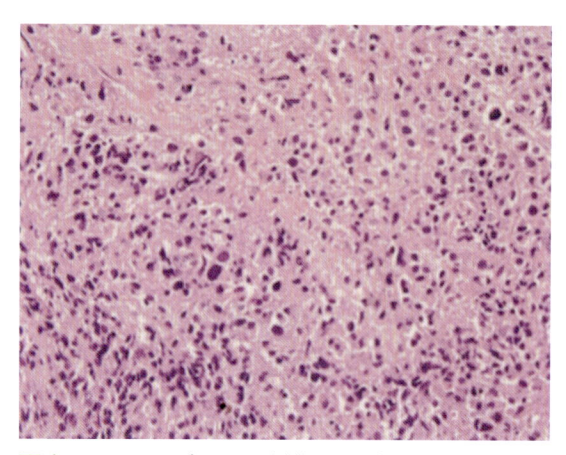

写真 5-28-4 （H.E. 対物×20）

多発性骨髄腫（形質細胞腫, multiple myeloma, plasmacytoma）

細胞所見：形質細胞に類似した腫瘍細胞が観察される．背景は，本症は，歯肉潰瘍部の擦過検体であるため血性である（写真5-28-1）．腫瘍細胞は，類円形～円形でライトグリーン好性の豊富な細胞質を有し，核が円形～類円形で偏在性に位置する．大小不同が目立ち，クロマチンは車軸状に凝集するが，凝集の軽度な腫瘍細胞も混在する（写真5-28-3）．しばしば3核以上の多核の腫瘍細胞や分裂像がみられる（写真5-28-3）．Giemsa染色にて，腫瘍細胞は核周囲明庭が明らかで，既存の形質細胞を模倣する（写真5-28-2）．

組織所見：異型形質細胞がびまん性に増殖する．腫瘍細胞は，多形性に富み，類円形で，胞体はやや好塩基性を示し，比較的大型の偏在性の類円形核を有する（写真5-28-4）．核は車軸状でしばしば核小体を伴う．細胞分裂像が散見される（写真5-28-4）．

概要：多発性骨髄腫（形質細胞腫）は，形質細胞の単クローン性増殖からなる腫瘍である．頭蓋骨，脊椎，肋骨などに発生し，40歳以上の中高齢者に多い．多発性骨髄腫と孤立性骨髄腫がある．骨髄以外から生じた場合，髄外性形質細胞腫とよぶ．腫瘍細胞は単クローン性であるため，1種類の免疫グロブリンを産生し，これが沈着するとアミロイドーシスを合併する．X線的および臨床検査にて，病変の拡がりを精査する必要性がある．

細胞診のポイント：
① 形質細胞様細胞が多数出現する．
② 腫瘍細胞は豊富な胞体に，核が偏在性で大小不同を伴う．
③ クロマチンは車軸状で，核分裂像が散見する．
④ しばしば3核以上の多核腫瘍細胞が出現する．

鑑別疾患：
悪性リンパ腫（77頁）．

症例29

症例：70歳，男性．頸部リンパ節の腫脹．
臨床所見：右頸部に2cm大の腫瘤を認める．

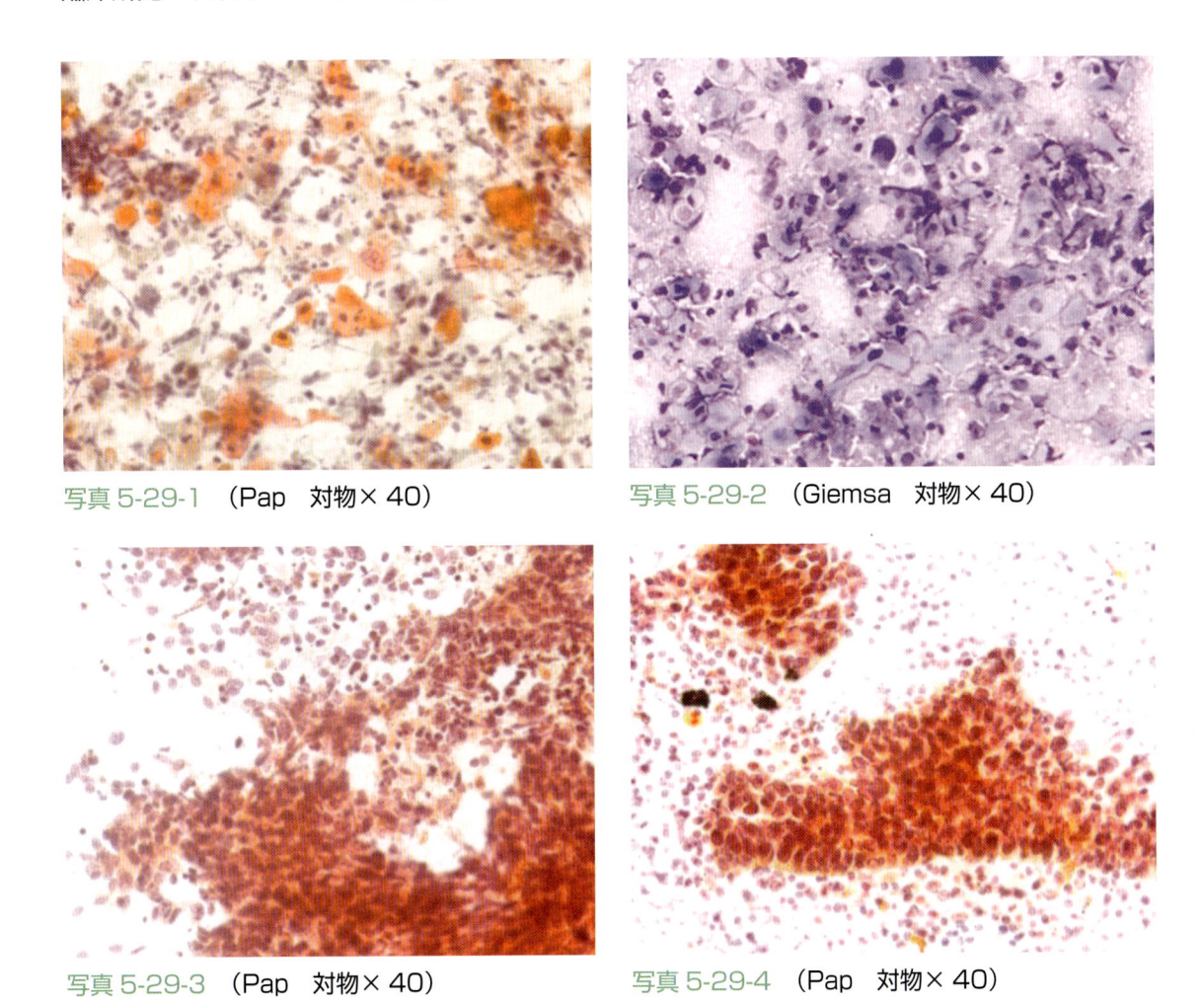

写真5-29-1 （Pap　対物×40）

写真5-29-2 （Giemsa　対物×40）

写真5-29-3 （Pap　対物×40）

写真5-29-4 （Pap　対物×40）

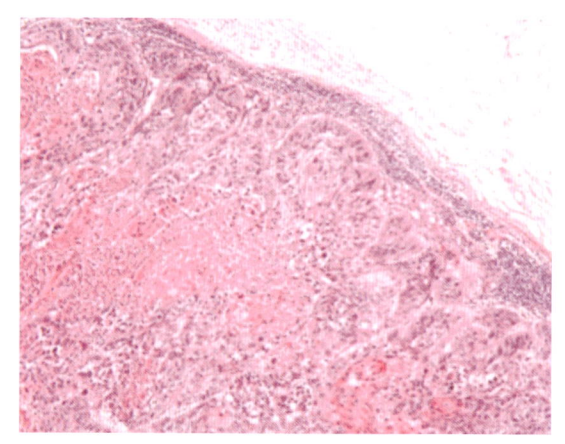

写真5-29-5 (H.E. 対物×20)

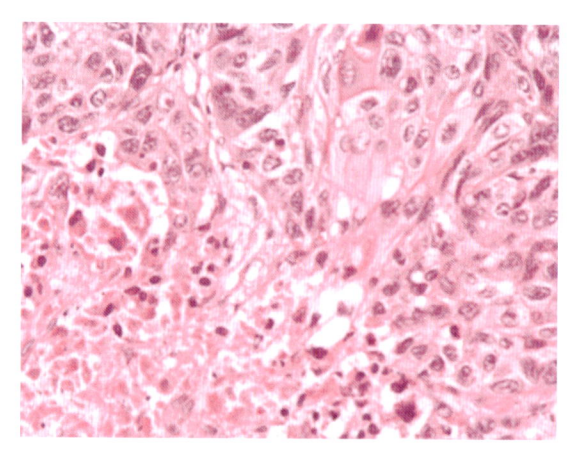

写真5-29-6 (H.E. 対物×40)

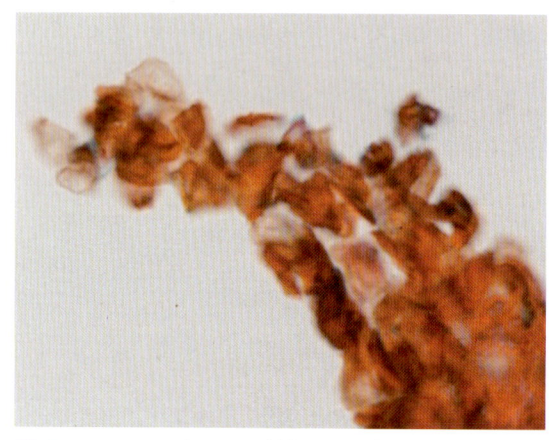

写真5-29-7 (Pap 対物×40)

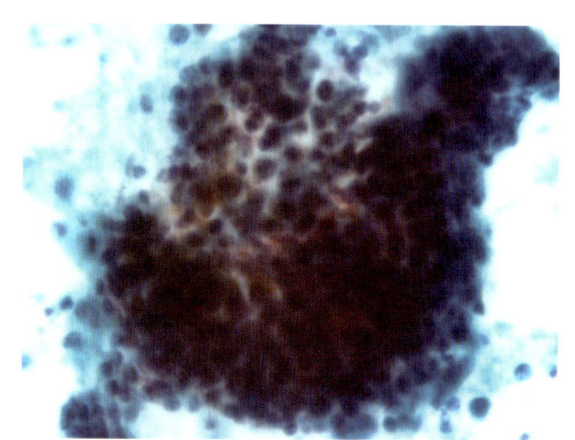

写真5-29-8 (Pap 対物×40)

扁平上皮癌のリンパ節転移 (metastatic squamous cell carcinoma)

細胞所見：全体的に強い壊死性物質を背景に認める．角化型扁平上皮癌の転移の場合は角化を示す異型扁平上皮細胞を散在性に認める．その中には細胞質および核が奇形な所見を示したり核クロマチンが濃染を示すもの，核のない ghost cell が混在することもある（写真5-29-1）．Giemsa 染色で角化細胞は灰色から淡い青色を示してみられる（写真5-29-2）．また非角化型扁平上皮癌の場合は角化細胞を全く認めずN/C比の大きい異型細胞集塊として見られ，核が流れる様な配列を示したり（写真5-29-3），辺縁に柵状配列を示し基底細胞様の所見をみることもある（写真5-29-4）．

組織所見：リンパ節内中心部に壊死物質を形成することが多く，特にリンパ節が大きくなるに従い，その傾向は強くなる．転移性扁平上皮癌の癌巣は主に病巣辺縁から壊死周囲にみられ，一般的には角化が強く，細胞異型の乏しい高分化型を示すものが多いが（写真5-29-5，6），その他に角化が乏しく細胞異型の強い低分化型，そしてその中間の中分化型もある．

概要：口腔内および周囲リンパ節には口腔癌の他にも頭頸部の喉頭癌，咽頭癌そして肺癌などの転移もみられる．組織型は場所的に扁平上皮癌が多いが，その他に基底細胞癌，Merkel 細胞癌，リンパ上皮癌，移行上皮癌，紡錘細胞癌，未分化癌，小細胞癌，カルチノイド腫瘍などもみられ，鑑別疾患として挙げられる．

細胞診のポイント：
①壊死性背景．
②角化異型細胞．
③非角化の異型細胞集塊．

鑑別疾患：
　成熟した表層扁平上皮細胞が出現する類皮嚢胞（写真5-29-7），壊死性背景に変性扁平上皮細胞と基底細胞様細胞集塊が出現する石灰化上皮腫などがある（写真5-29-8）．

症例 30

症例：34歳，女性．右側顎下腫瘤．
臨床所見：右側顎下部に腫瘤状病変を認める．2年前に肺がんの既往あり．

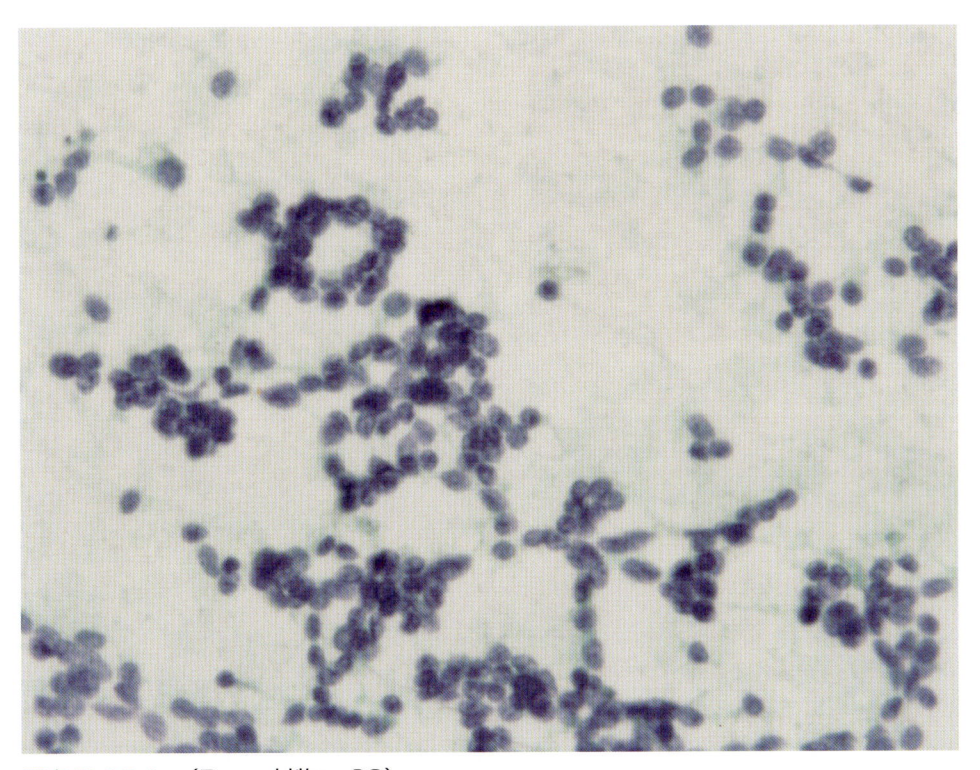

写真 5-30-1 （Pap　対物×60）

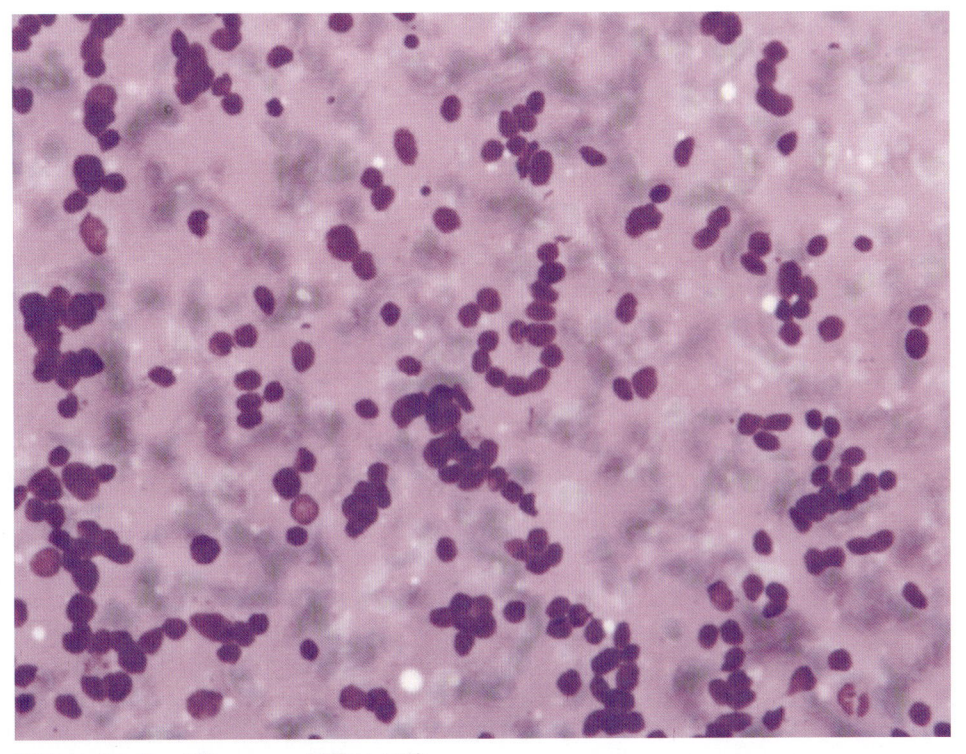

写真 5-30-2 （Giemsa　対物×60）

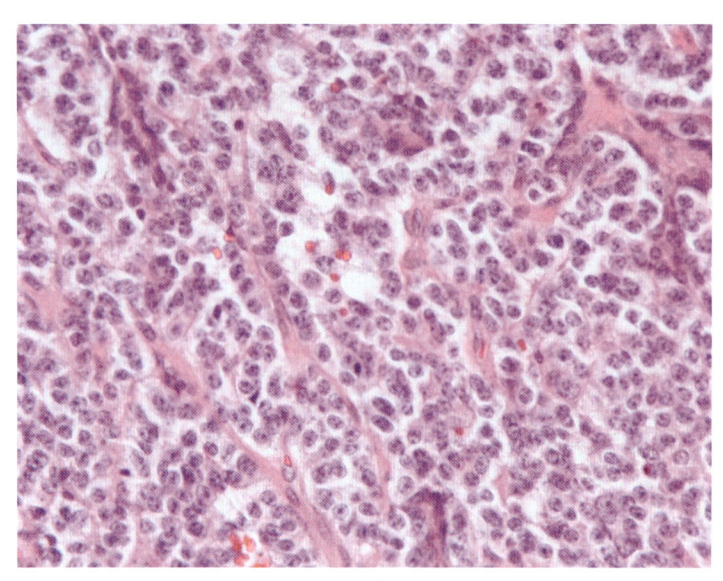

写真 5-30-3 (H.E. 対物×40)

転移性腫瘍（カルチノイド）(metastatic tumor, carcinoid)

細胞所見：比較的大小不同の乏しい腫瘍細胞が，平面的，粗結合性に出現する（写真5-30-1，2）．腫瘍細胞は，淡い細胞質を有し，核は円形～類円形核で，クロマチンが粗顆粒状（ゴマ塩核）で，核縁が薄い．核形不整が乏しく，均一な腫瘍細胞の出現パターンは花冠状（ロゼット），索状配列を示す（写真5-30-1，2）．

組織所見：腫瘍細胞は索状，リボン状ないし胞巣状に配列する．また腫瘍細胞の核は小型・均一で，円形～類円形を呈し，多形性を欠く．細胞質は好酸性で細胞境界は不明瞭である（写真5-30-3）．

概要：神経系（Kultschitzky細胞）由来の腫瘍で悪性度は低いとされているが，転移する症例もみられる．顎顔面領域への転移は非常にまれである．

細胞診のポイントと鑑別点：
① 大小不同の乏しい腫瘍細胞が，平面的，粗結合性に出現する．
② 花冠状（ロゼット），索状配列がみられる．
③ 腫瘍細胞の核は円形～類円形核で，クロマチンが粗顆粒状（ゴマ塩核）である．

症例 31

症例：47歳，男性．上顎臼歯部顎堤からの出血．
臨床所見：右側上顎臼歯部顎堤に暗褐色を呈する易出血性腫瘤を認める．

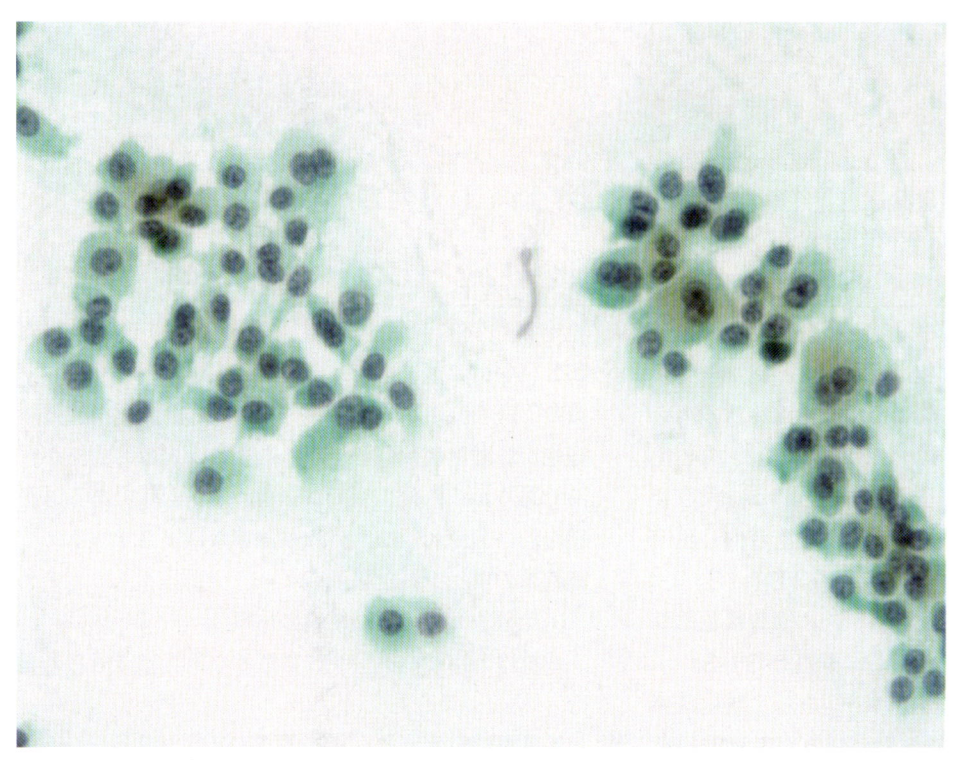

写真 5-31-1 （Pap　対物×60）

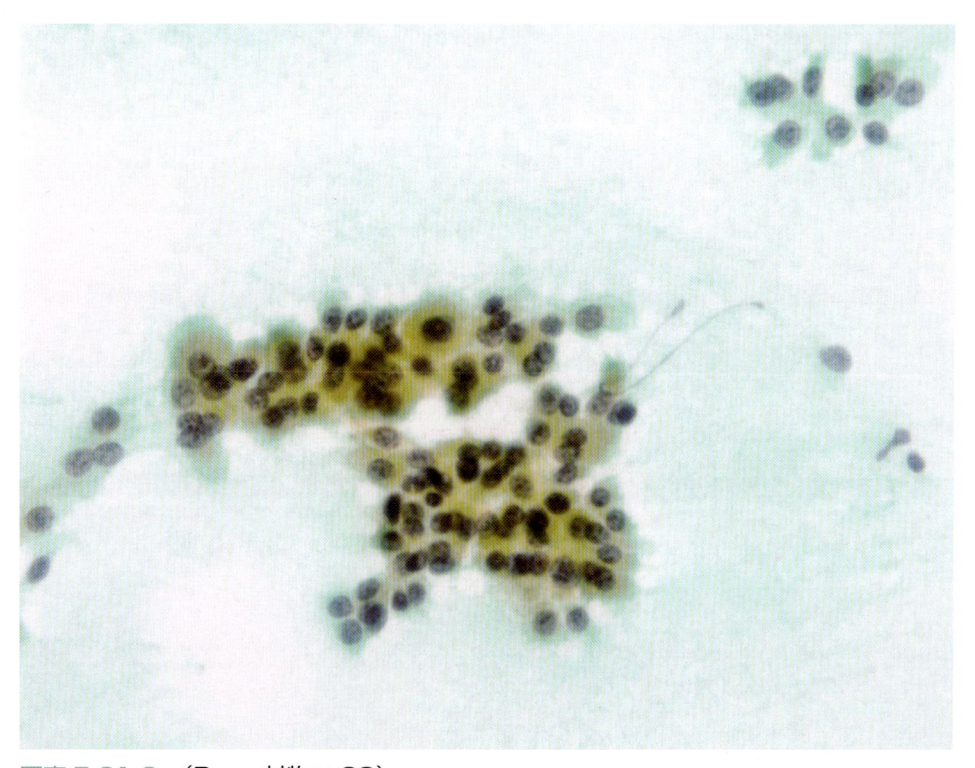

写真 5-31-2 （Pap　対物×60）

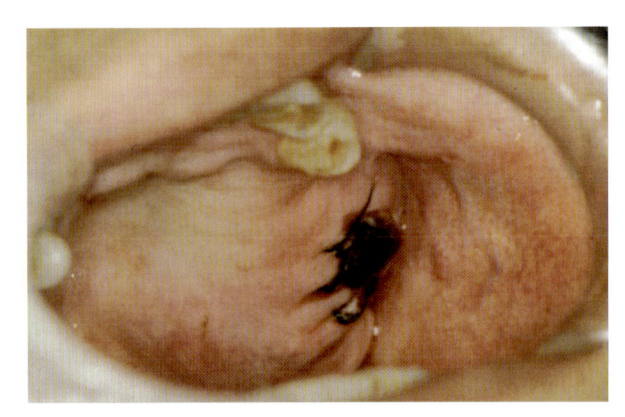

写真 5-31-3　生検後の口蓋腫瘍

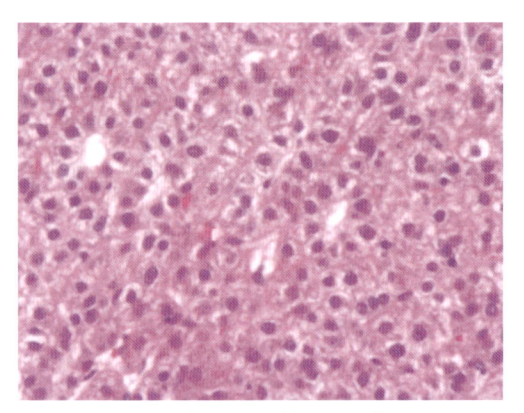

写真 5-31-4　（H.E.　対物×40）

転移性腫瘍（肝細胞癌）（metastatic tumor, hepatoma）

細胞所見：比較的大型の腫瘍細胞が，散在性ないし小集塊状に出現する．腫瘍細胞は大きく，細胞質はライトグリーン好性～暗染調に染まる細胞や泡沫状の細胞が混在する．N/C 比も大きい．核は類円形，中心性で 2～3 核認め，核縁の軽度肥厚がみられる．大きな好酸性の核小体を有するものもある．細胞質内に胆汁色素を含むものも認められる（写真 5-31-1, 2）．

肉眼所見：上顎左側大臼歯部相当歯肉には暗褐色を呈し，表面易出血性の腫瘍を認める（写真 5-31-3）．

組織所見：好酸性で PAS 反応に陽性を示す顆粒状の細胞質を有する肝細胞類似の異型細胞が不規則胞巣状，索状あるいは腺管状に増殖する．腫瘍細胞は明瞭な核小体を有し，ときに 2 核の濃染性核を持つ．また腫瘍細胞間には胆管腔様構造も認められる（写真 5-31-4）．

概要：肝細胞由来の悪性腫瘍である．高分化型は腫瘍細胞が肝細胞に類似しているために，比較的診断が容易であるが，低分化型では細胞診断が困難である．肝細胞癌の顎顔面領域への転移は非常にまれである．

細胞診のポイントと鑑別点：
① 比較的大型の腫瘍細胞の出現．
② 細胞の出現パターンに特徴的な所見は認められない．
③ 腫瘍細胞は大きく，細胞質がライトグリーン好性～暗染調に染まる細胞や泡沫状の細胞が混在する．
④ 細胞質内に黄色顆粒状胆汁色素を認める．

症例32

症例：24歳，男性．右側下顎大臼歯部顎骨内病変．

X線所見：右側下顎67部顎骨内多房性透過像．病巣内の67根尖はナイフカット状吸収を示す．

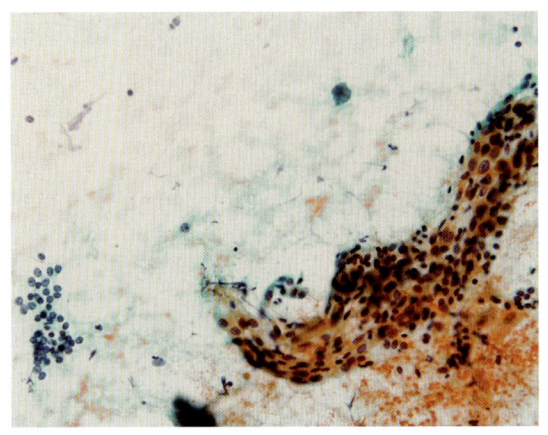

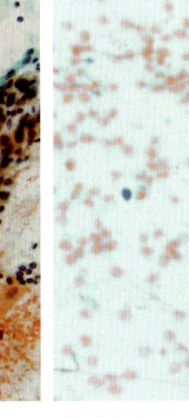

写真5-32-1 （Pap 対物×60）

写真5-32-2 （Pap 対物×60）

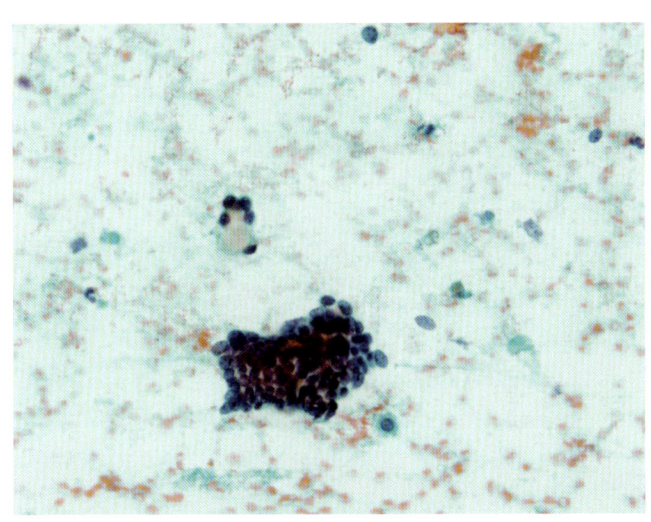

写真5-32-3 （Pap 対物×60）

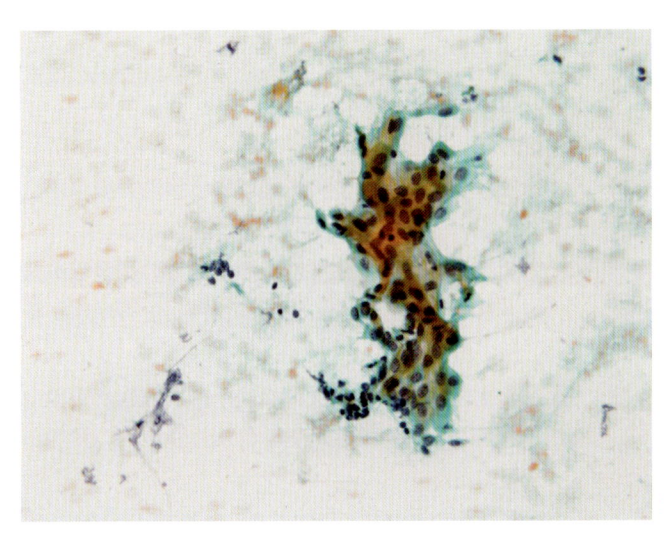

写真5-32-4 （Pap 対物×60）

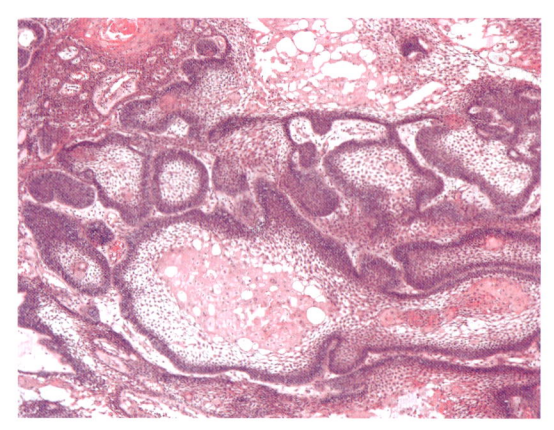

写真 5-32-5 (H.E. 対物×20)

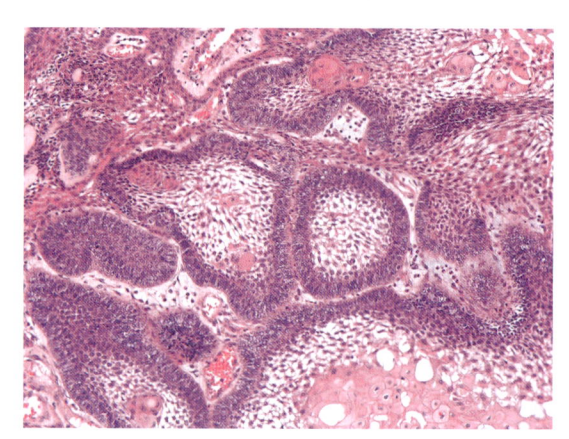

写真 5-32-6 (H.E. 対物×20)

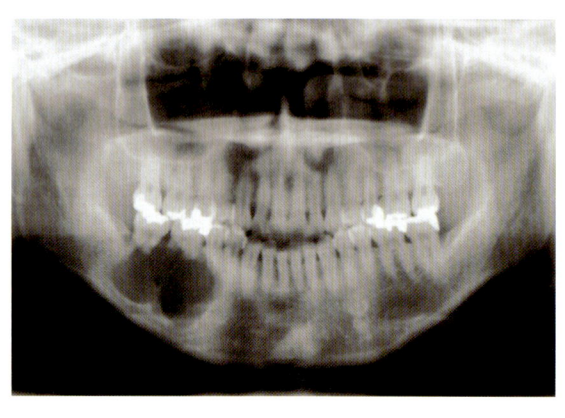

写真 5-32-7 多房性透過像

エナメル上皮腫 (ameloblastoma)

細胞所見：軽度の炎症性背景に，裸核様小型細胞が集塊状，一部散在性に，またやや広い胞体を有した紡錘形ないし多角形細胞がシート状に出現する2層性の細胞所見である（写真5-32-1）．強拡大にて裸核様小型細胞はリンパ球よりもやや大きく，中心性に類円形～楕円形核を有し，クロマチンが細顆粒状で1～2個の核小体を有している．細胞質は狭小だが一部にライトグリーンに淡染している（写真5-32-2）．細胞集塊の辺縁が明らかな柵状配列を呈する部もあり，これらは間質に接する高円柱状細胞に類似している（写真5-32-3）．また核腫大を呈した類円形～楕類円形核を中心性に有し，辺縁の一部にはしばしば突起を有する小型～中型の多角形細胞が緩く結合しながら出現する（写真5-32-4）．N/C比が裸核様細胞よりも小さく，細胞質辺縁は不明瞭なものが多く，エナメル髄様細胞に類似している．

組織所見：腫瘍実質は，エナメル器類似の上皮性細胞集団がbuddingを伴い主として叢状，一部嚢胞状ないし濾胞状に増殖する（写真5-32-5）．増殖する細胞は間質に接して外側に円柱形ないし立方形細胞が配列し，内側にエナメル髄様の多稜形細胞が位置している（写真5-32-5, 6）．エナメル髄様細胞はしばしば変性や離開して実質嚢胞や扁平上皮化生を呈する．

概要：エナメル上皮腫は20～40歳代に多く，下顎大臼歯から下顎枝にかけて好発する代表的な歯原性腫瘍である．良性腫瘍だが局所浸潤性に発育し，無痛性に顎骨を徐々に膨大させる．X線では，多房性の透過像で，辺縁の貝殻状吸収（scalloping）を示し，病巣内の歯根はナイフカット状吸収を示すことが多い（写真5-32-7）．しかし，単嚢胞性や歯肉に発生する周辺性エナメル上皮腫も存在する．単嚢胞性の場合，採取される細胞量が少ない傾向がみられる．

細胞診のポイント：

① 裸核様小型細胞と多角形細胞の2層性の細胞所見である．

② 穿刺吸引細胞診では，どちらか一方の細胞しか採取されないこともあるが，歯原性上皮の増殖が特徴的である．

③ 単嚢胞性エナメル上皮腫では，採取細胞量がやや少ないため，原始性嚢胞や含歯性嚢胞との鑑別が重要である．

鑑別疾患：

含歯性嚢胞，原始性嚢胞，その他の歯原性腫瘍（93頁）

症例33

症例：19歳，男性．下顎左側大臼歯部の腫脹．
X線所見：下顎右側犬歯部から第二大臼歯に及ぶ多房性透過像．

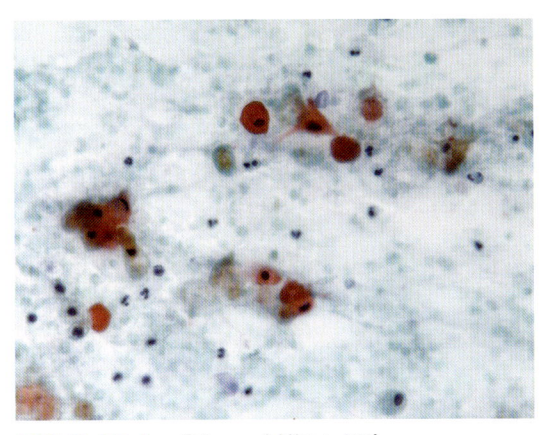

写真5-33-1 （Pap　対物×40）

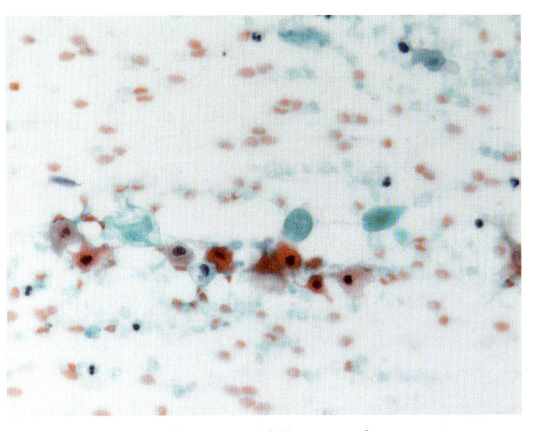

写真5-33-2 （Pap　対物×40）

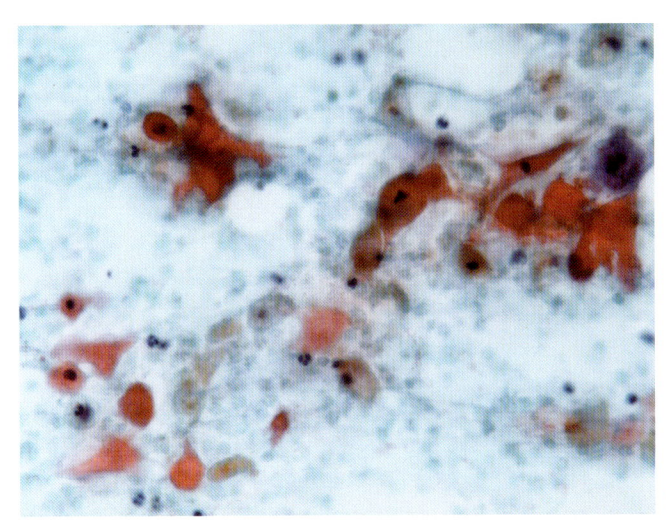

写真5-33-3 （Pap　対物×60）

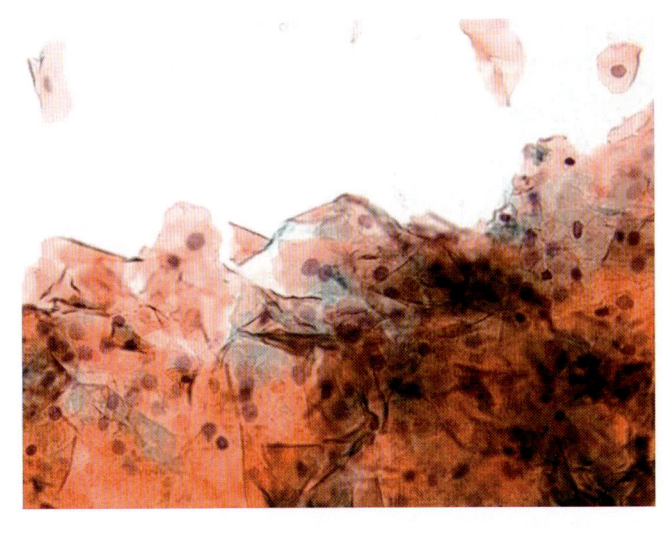

写真5-33-4 （Pap　対物×60）

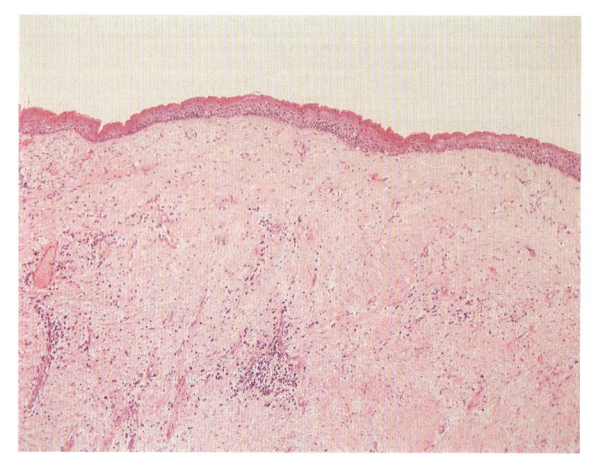

写真 5-33-5　（H.E.　対物×10）

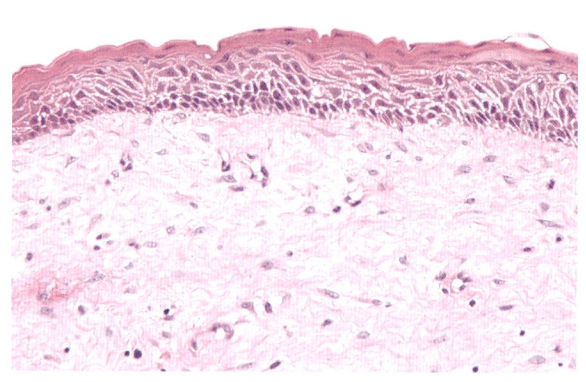

写真 5-33-6　（H.E.　対物×40）

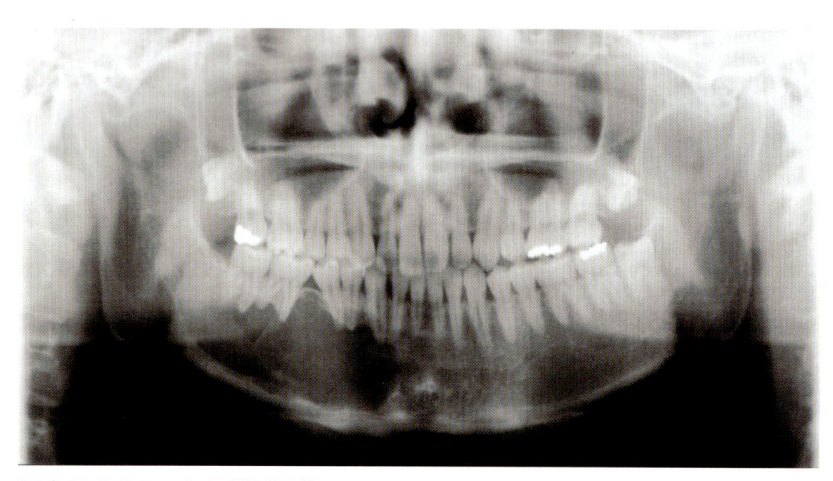

写真 5-33-7　多房性透過像

角化嚢胞性歯原性腫瘍（keratocystic odontogenic tumor）

細胞所見：ライトブルー好性の顆粒状物質，角質片および少量の炎症性細胞を背景に，小型円形の濃縮核を伴うオレンジG好性の類円形，立方ないし扁平上皮様細胞が散在性に出現している（写真5-33-1，2）．出現する扁平上皮様細胞は細胞量が少なく，胞体は粘膜上皮細胞より小さく，また核濃縮性（ピクノーシス）でN/C比が小さいが，粗糙クロマチンや核異型は認められない（写真5-33-2，3）．また，泡沫状細胞も散見されることがある（写真5-33-3）．さらに症例によっては，広い胞体に中心性に類円形の小型核を有する細胞異型のない扁平上皮化生細胞が出現することもある（写真5-33-4）．

組織所見：嚢胞腔内面は，表面が波状の錯角化重層扁平上皮により被覆され，上皮基底面が比較的平坦なことが多いが滴状に延長することもある（写真5-33-5）．基底細胞は円柱状で，しばしば柵状配列を示す（写真5-33-6）．上皮下結合織には，娘嚢胞や歯原性上皮島がみられることがある．嚢胞腔内には角質片（物質）が含まれていることが多い．

概要：角化嚢胞性歯原性腫瘍は，以前は歯原性角化嚢胞とよばれていたが，一般的な嚢胞と比較して組織侵襲性があり，増殖能が高く，再発しやすいので，現在では腫瘍として扱われている．下顎大臼歯部から下顎枝にかけての多胞性透過像としてみられ（写真5-33-7），男性にやや多い．

細胞診のポイント：
① 顎骨内穿刺吸引細胞診で角化型扁平上皮様細胞ないし角質片が出現する．
② 角化型扁平上皮様細胞は核濃縮性であるが，核異型が認められない．

鑑別疾患：
原始性嚢胞，含歯性嚢胞，単嚢胞性エナメル上皮腫（91頁），顎骨内扁平上皮癌（59頁）

症例 34

症例：37歳，男性．上顎前歯部根尖病変．
X線所見：左側上顎12根尖部の単房性透過像．1には根管治療が施されている．

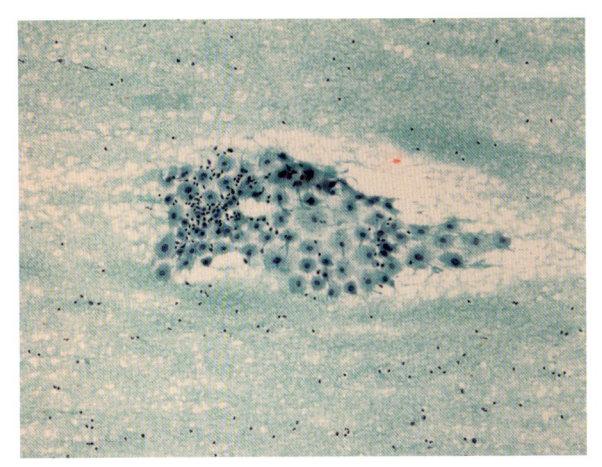

写真 5-34-1 （Pap　対物×40）

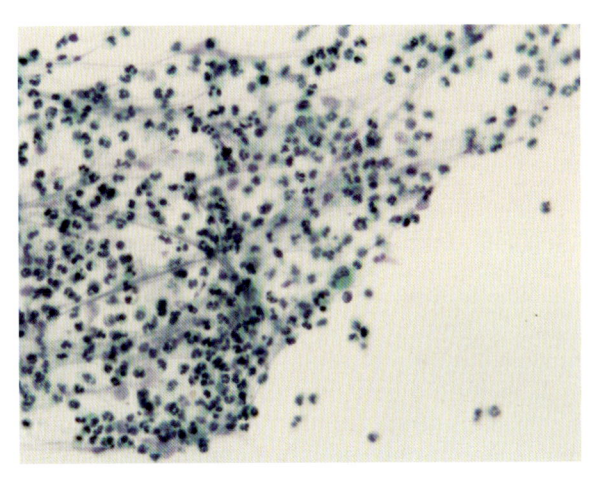

写真 5-34-2 （Pap　対物×40）

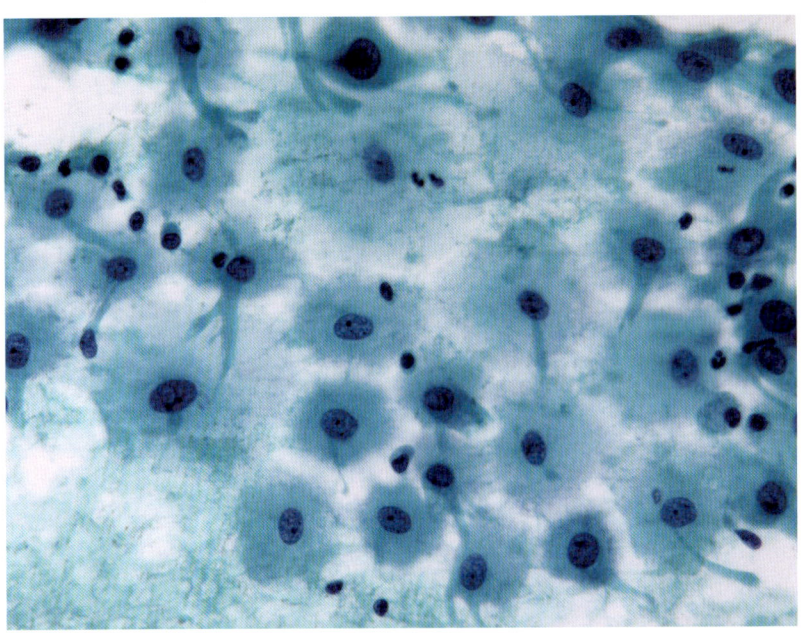

写真 5-34-3 （Pap　対物×60）

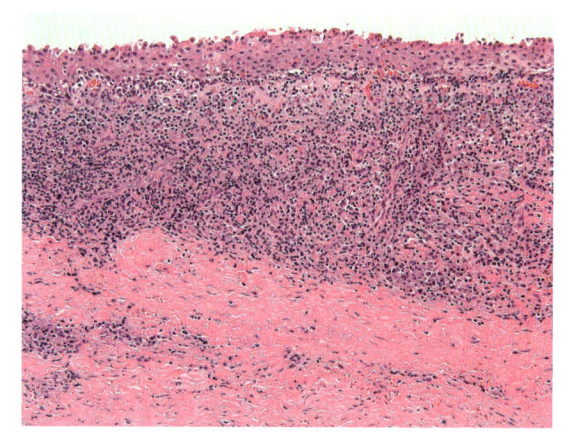

写真5-34-4 （H.E. 対物×10）

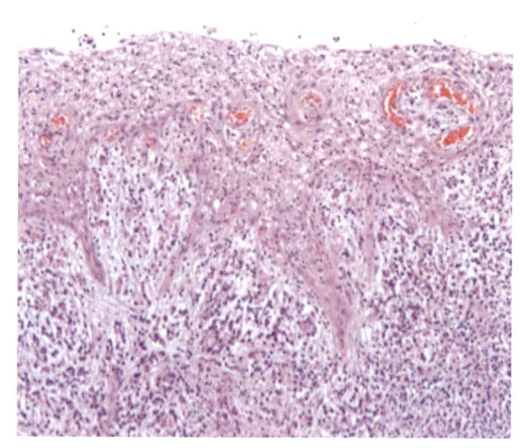

写真5-34-5 （H.E. 対物×10）

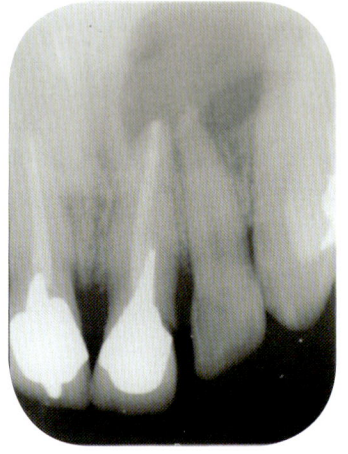

写真5-34-6 失活歯根尖を含む単房性透過像

歯根囊胞（radicular cyst）

細胞所見：泡沫細胞や絮状物質を含む炎症性背景に小型の中心性類円形核を有し，ライトグリーンを呈する比較的豊富な胞体を有する扁平上皮あるいは多角形細胞が緩い結合性を伴いながらシート状に出現する（写真5-34-1）．扁平上皮細胞は粘膜上皮の中層〜傍基底細胞程度の大きさであるが，胞体の厚みが乏しく，中心性に円形核を伴う．核の大小不同，核形不整，クロマチン増量などの異型はみられない（写真5-34-3）．また，大部分の症例では，好中球ないしリンパ球などの炎症性背景に，ごく少量の立方形細胞が出現し（写真5-34-2），歯原性上皮がシート状に出現することはまれである．

組織所見：囊胞壁は3層構造を示す．囊胞壁内面は非角化型重層扁平上皮で被覆され，上皮下にはリンパ球や形質細胞などの炎症性細胞浸潤が顕著な肉芽組織があり，その外側には線維性結合織がある（写真5-34-4, 5）．囊胞腔には，剥離した上皮細胞，コレステリン針状結晶やマクロファージなどが存在する．

概要：歯根囊胞は，臨床で最も頻繁に遭遇する顎骨内囊胞である．マラッセ上皮遺残に由来する歯原性炎症性囊胞で，上顎（側切歯と中切歯）に多い．囊胞の原因歯は失活歯であり，X線では，原因歯根尖（まれに側枝）を含む境界明瞭な単房性の透過像を示す（写真5-34-6）．

細胞診のポイント：
① X線で失活歯根を含む囊状病変である．
② 炎症性背景に，扁平上皮細胞（立方状細胞）が散見される．
③ 歯原性上皮がシート状に出現することはまれである．

鑑別疾患：
顎骨内囊胞は，X線所見および臨床所見を考え合わせて診断する．

症例 35

症例：45歳，女性．口蓋粘膜下腫瘍．

臨床所見：腫瘍は 20 × 20 × 25mm で硬く，周囲組織との可動性良好．

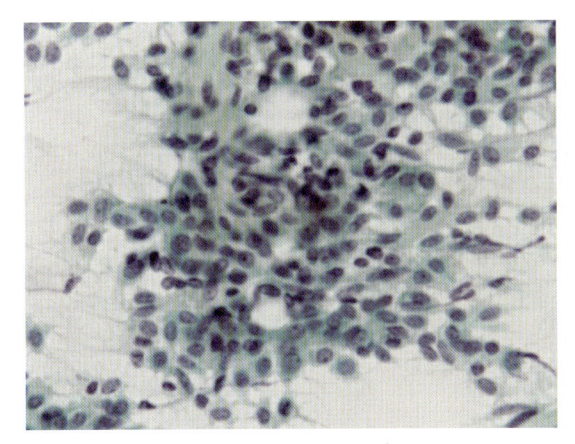

写真 5-35-1 （Pap　対物×40）

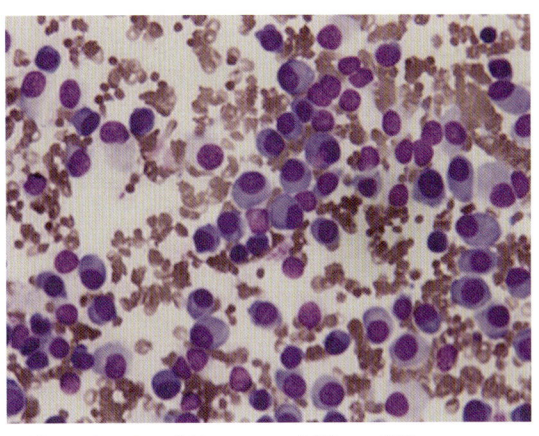

写真 5-35-2 （Giemsa　対物×40）

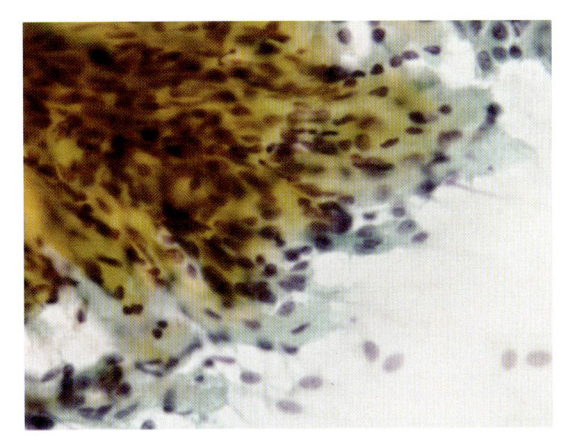

写真 5-35-3 （Pap　対物×40）

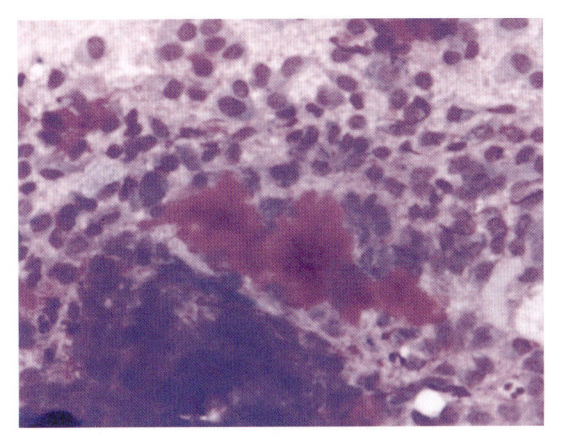

写真 5-35-4 （Giemsa　対物×40）

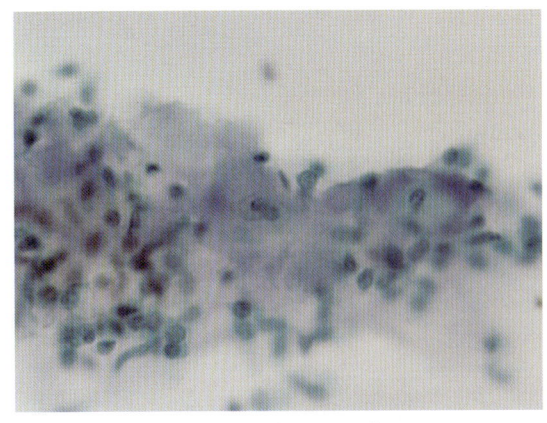

写真 5-35-5 （Pap　対物×40）

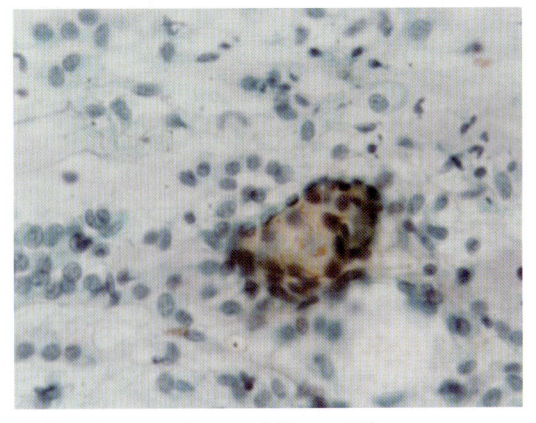

写真 5-35-6 （Pap　対物×40）

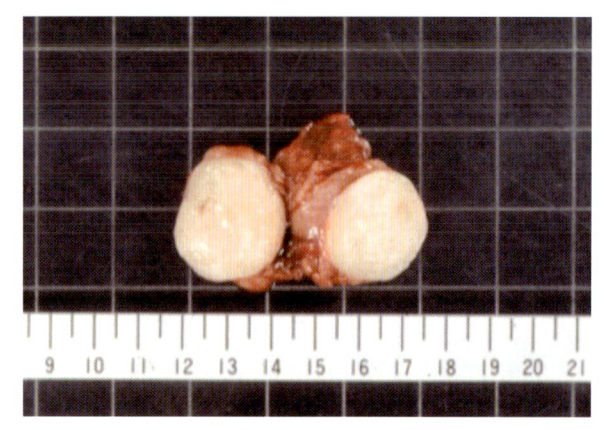

写真 5-35-7　皮膜で覆われた腫瘤

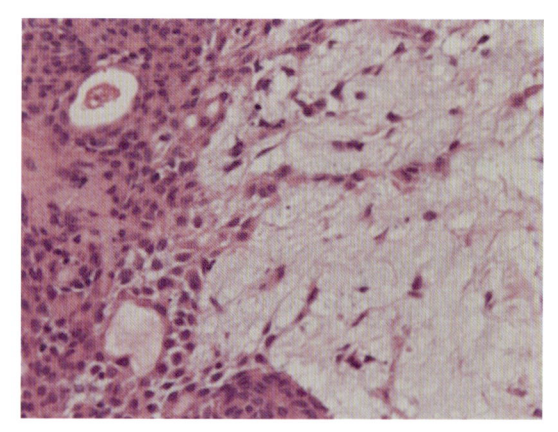

写真 5-35-8　(H.E.　対物×10)

多形腺腫（pleomorphic adenoma）

細胞所見：短紡錘型細胞または円形細胞を主体とする集塊（写真 5-35-1）および形質細胞様細胞（写真 5-35-2）を散見する．これらの細胞はいずれも筋上皮細胞由来とされる．集塊内および背景にみられる粘液腫様間質物質は Papanicolaou 染色で厚い半透明な物質として（写真 5-35-3），Giemsa 染色で metachromasia を呈する赤紫色の物質（写真 5-35-4）を認め，物質周囲境界は不明瞭で毛羽立つような所見を示す．物質内に小類円形細胞（軟骨様細胞）を散在性に認めることもある（写真 5-35-5）．その他に腺管細胞（写真 5-35-6），多核巨細胞，扁平上皮化生細胞，杯細胞化生，好酸性細胞化生，脂腺細胞化生および硝子様物質などがみられることもある．

肉眼所見：基本的に腫瘍は被膜で覆われているが，口腔粘膜に発生するものは被膜が明らかでないことが多い．割面は光沢があり灰白色充実性である（写真 5-35-7）．

組織所見：組織学的に腫瘍は二層性の細胞から構成され，腺管細胞と筋上皮を由来とする細胞からなる．筋上皮由来細胞は紡錘形ないし星状形の細胞からなる粘液腫様形態および軟骨基質に囲まれ，また小窩（lacuna）形成のある円形細胞からなる軟骨腫様形態の部分が混在する多彩な像を示す（写真 5-35-8）．時に骨化形成をみることもある．

概要：唾液腺腫瘍のなかで最も高頻度（50～70％）にみられる良性腫瘍である．好発年齢は30～50歳の女性に多く，耳下腺，顎下腺および小唾液腺（口蓋腺）に好発する．発生頻度は耳下腺に最も多く，90％が浅葉にみられ，その中の50％が下部に認められる．発育は緩慢で周囲組織との境界は明瞭である．しかし腫瘍摘出が不十分であれば再発することがある．再発は通常多発性で境界明瞭な類円形小結節を結合織内に認める．また，5～10％の割合で癌化（多形腺腫由来癌）をみることがある．

細胞診のポイントと鑑別疾患：

①細胞成分に富む富細胞性の場合は筋上皮腫，基底細胞腺腫，多型低悪性度腺癌.

②形質細胞様細胞が多い場合は筋上皮腫，形質細胞腫.

③粘液腫様間質が多い場合は粘液腫，低悪性度粘表皮癌.

④粘液腫様間質と小円形細胞の線状または小腺腔様配列がみられる場合は腺様嚢胞癌（101頁），筋上皮癌.

⑤少数の異型細胞もしくは核分裂像や壊死物質などがみられる場合は多形腺腫由来癌.

などとの鑑別が必要である．

症例36

症例:55歳,男性.耳下腺腫瘍.
臨床所見:腫瘍は柔らかく,両側性にみられる.

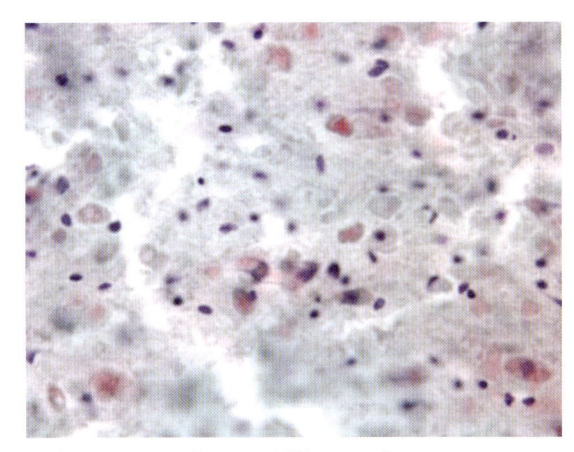

写真 5-36-1 (Pap 対物×40)

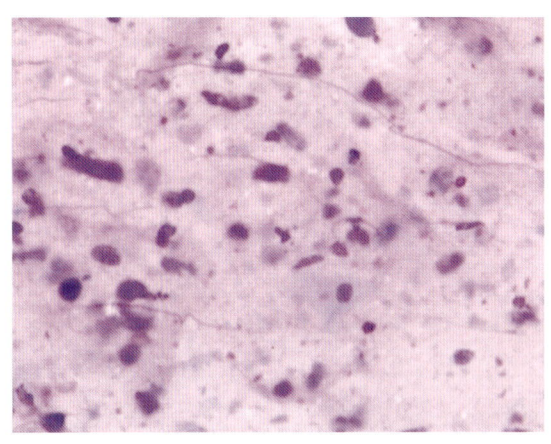

写真 5-36-2 (Giemsa 対物×40)

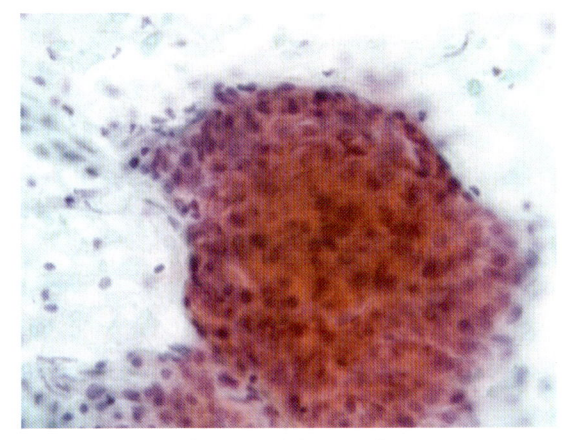

写真 5-36-3 (Pap 対物×40)

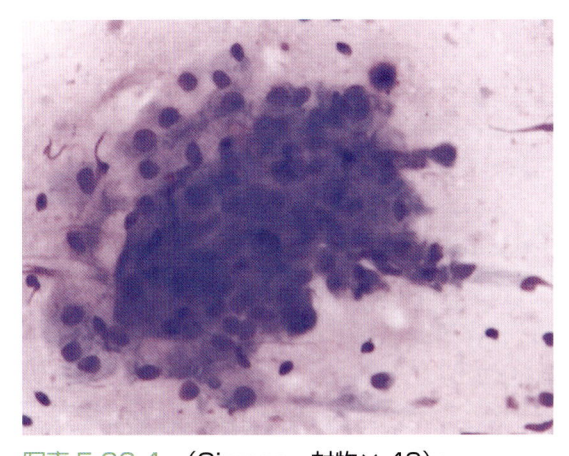

写真 5-36-4 (Giemsa 対物×40)

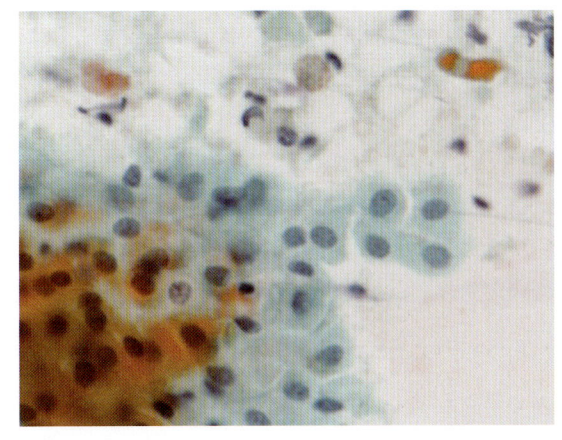

写真 5-36-5 (Pap 対物×40)

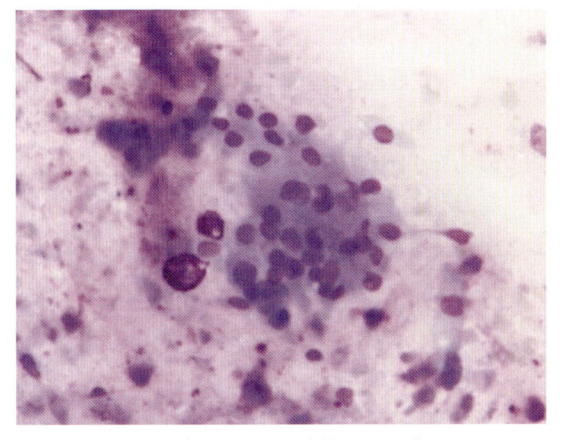

写真 5-36-6 (Giemsa 対物×40)

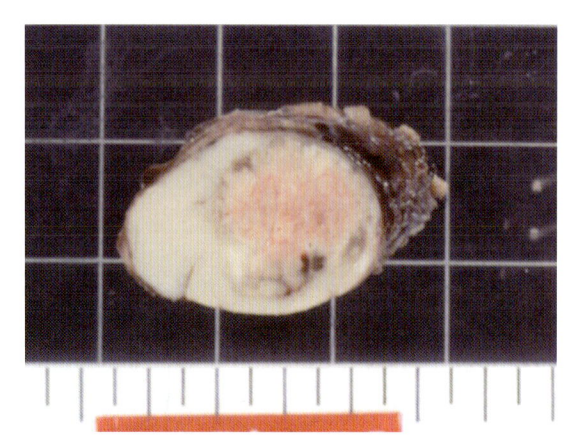

写真 5-36-7　泥状物質を含む腫瘍割面

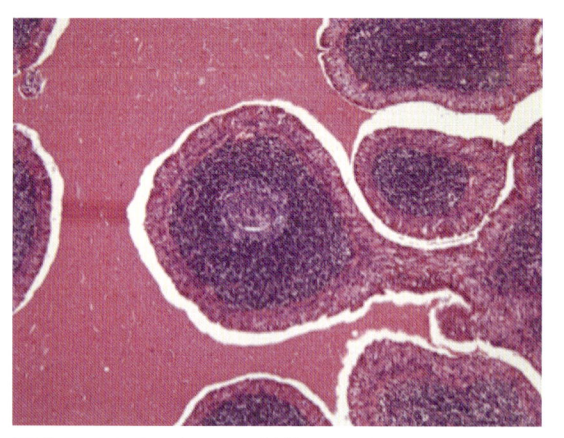

写真 5-36-8　（H.E.　対物×10）

ワルチン腫瘍（Warthin tumor）

細胞所見：囊胞形成を示し，穿刺にて囊胞液は茶褐色の泥状分泌物として吸引されることが多い．背景は漿液性および粘液性で，散在性に多数の異型を伴わないリンパ球（成熟リンパ球主体で時に未熟リンパ球）と細胞崩壊物質（写真5-36-1，2）などがみられる．その中に好酸性細胞集塊（oncocytes）を認め，細胞質は広く，厚く，質内に微細な好酸性顆粒（mitochondria）を持つ（写真5-36-3）．Giemsa染色でも細胞質は淡い灰色状で，中に紫色の微細顆粒の所見をみる（写真5-36-4）．個々の細胞は剥離して散在し（写真5-36-5），扁平上皮化生や杯細胞化生をみることもある．その他組織球，肥満細胞（写真5-36-6）およびコレステリン結晶などの出現を認めることもある．

肉眼所見：腫瘍は被膜を有し，周囲との境界は明瞭である．割面では乳白色から褐色調で，囊胞状の部分と充実性部分が種々の割合で混在する．囊胞内には泥状物質が充満している（写真5-36-7）．

組織所見：組織学的に腫瘍は上皮細胞とリンパ組織からなる．上皮細胞の配列は二層性を示す．腺管の内腔は高円柱状で線毛（cilia）を有さず，外側は立方状または基底細胞様を示す．また囊胞の部分では乳頭状増殖を認める．間質には胚中心形成を伴う多数のリンパ組織を認める（写真5-36-8）．腫瘍被膜の破裂により囊胞内溶液の間質への露出に伴う好中球浸潤や類上皮肉芽腫の形成を認めることもある．また，まれに扁平上皮癌，粘表皮癌，腺癌および未分化癌などの腫瘍内発生（ワルチン腫瘍由来癌）をみることもある．

概要：ワルチン腫瘍（Warthin tumor）は以前，腺リンパ腫および乳頭状囊胞腺リンパ腫などともよばれていた．50歳以上の男性の耳下腺，顎下腺に好発するが，小唾液腺に発生するのはまれである．両側性にみられることがあり，また片側性でも多発する傾向にある．腫瘍の大きさは2～5cm大のものが多く，きわめて軟らかい．喫煙との関係が高いとされている．発育が緩徐で無痛性の腫瘍，二次的に炎症を伴う場合は疼痛を訴える．

細胞診のポイントと鑑別点：

①リンパ球が乏しく好酸性細胞が多くみられる場合はオンコサイトーマ（好酸性腺腫），乳頭状囊胞腺腫．

②リンパ球が多く好酸性細胞が乏しい場合はリンパ節炎，リンパ上皮性病変，粘表皮癌（リンパ球増生を伴う）（103頁），癌性リンパ節転移．

などとの鑑別が必要である．

症例 37

症例：50歳，男性．
臨床所見：口蓋部の痛みを伴う腫瘤．

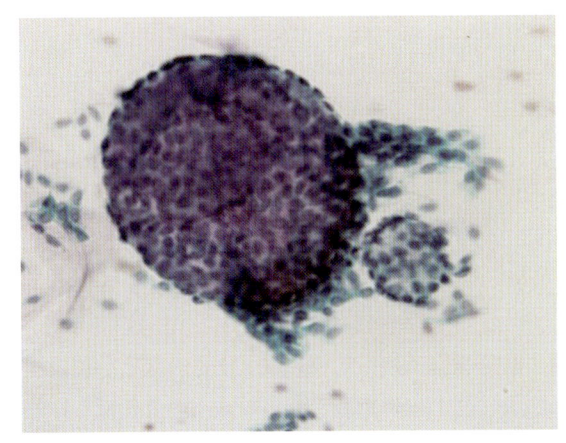

写真 5-37-1 （Pap　対物×20）

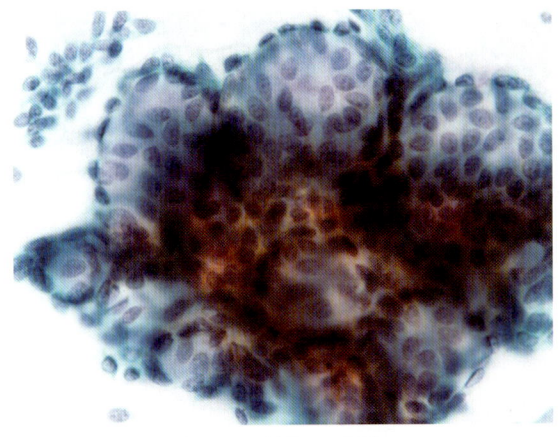

写真 5-37-2 （Pap　対物×40）

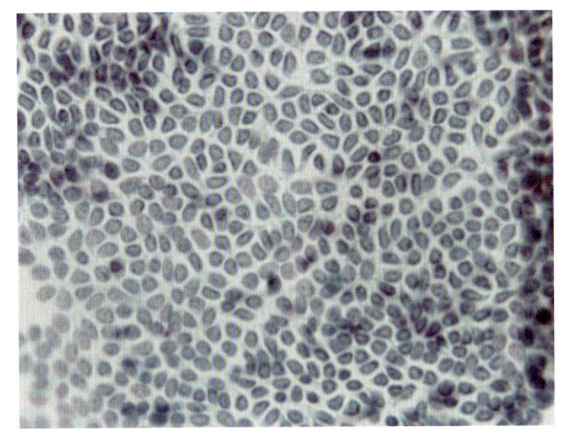

写真 5-37-3 （Pap　対物×40）

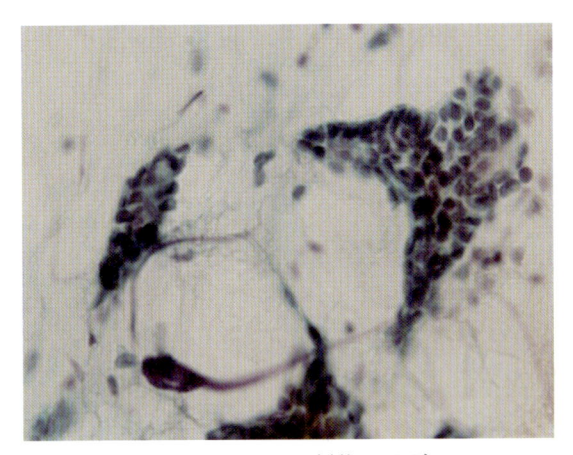

写真 5-37-4 （Giemsa　対物×20）

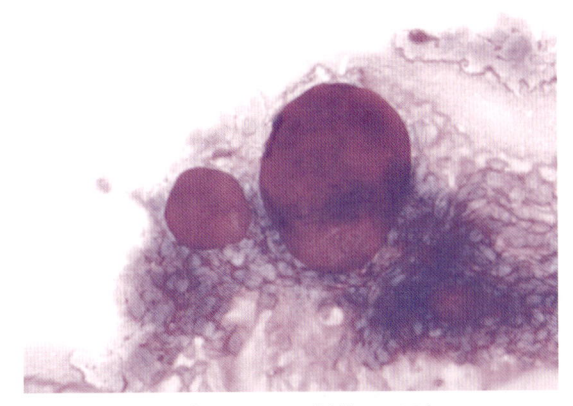

写真 5-37-5 （Giemsa　対物×40）

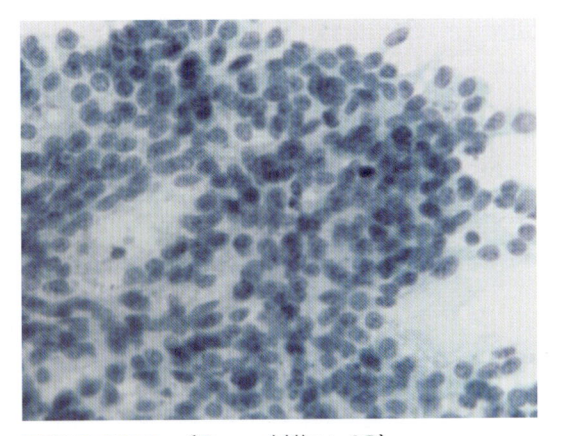

写真 5-37-6 （Pap　対物×40）

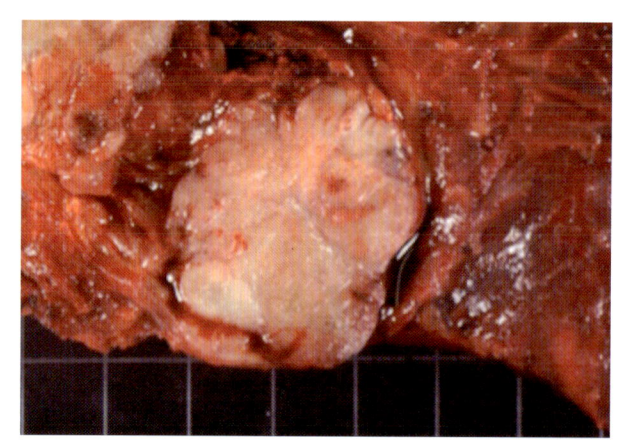

写真 5-37-7　浸潤性の腫瘍

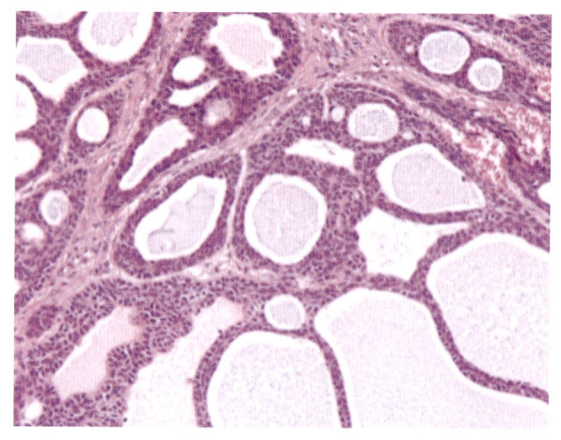

写真 5-37-8　（H.E.　対物×20）

腺様嚢胞癌（adenoid cystic carcinoma）

細胞所見：腫瘍細胞はボール状（ball like）（写真5-37-1），篩状（cribriform like）（写真5-37-2），シート状（sheet like）（写真5-37-3），管状（tubular like structure）（写真5-37-4）および敷石状配列を示す細胞集塊として認められる．篩状およびボール状配列の細胞集塊内にはしばしば間質性粘液〔PAS（＋），アルシアン青（＋），Giemsa染色でmetachromasia〕を認める（写真5-37-5）．いずれの細胞もN/C比が高く，核は類円～楕円形を示し，クロマチンは淡染，異型は乏しい．しかし，壊死性背景に上皮性結合が乏しく敷石状または充実性に出現する場合，核は類円形腫大し，クロマチンは増量し単一で，しばしば核小体の出現や核分裂像を認めることがある（写真5-37-6）．これらの細胞配列は混在してみられることもある．

肉眼所見：腫瘍は被膜を欠き，周囲への浸潤を認める（写真5-37-7）．

組織所見：組織学的には胞巣内に大小の小囊胞状および篩状配列を呈するのが特徴的であるが（写真5-37-8），発育先端部などでは管状配列が形成される．また，充実性配列を示し未分化な異型細胞が増殖する症例では悪性度が高く，脱分化型と区別することもある．基本的に腫瘍細胞は楕円形核の腺上皮様細胞と小型濃縮核の腫瘍性筋上皮様細胞とからなり，間質にはしばしば硝子化を伴う．また，神経線維束周囲への浸潤をみることも多い．免疫組織化学的に腺上皮分化を示す細胞はcytokeratin，EMA，CEAなどが陽性を呈する．偽囊胞を取り囲む腫瘍性筋上皮細胞はvimentin，cytokeratin，S-100 protein，α-SMA，GFAPなどに陽性を示す．

概要：好発年齢は40～60歳で，顎下腺，耳下腺，小唾液腺（特に口蓋）にみられる．全唾液腺腫瘍の5～10％を占める．発育は比較的緩慢であるが，痛みや顔面神経麻痺によって受診することが多い．一般に転移はリンパ行性よりも血行性が多く，特に肺，骨への転移を示す．また経過は長いが，予後不良で局所再発を繰り返すことが多い．

細胞診のポイントと鑑別点：
　①管状配列を示す場合は多形腺腫，基底細胞腺腫，基底細胞腺癌，上皮筋上皮癌．
　②敷石状配列を示す場合は小細胞癌，大細胞癌．
　③篩状配列を示す場合は多型低悪性度腺癌．
などとの鑑別が必要である．

症例 38

症例：40歳，女性．
臨床所見：口蓋部の柔らかい腫瘤．

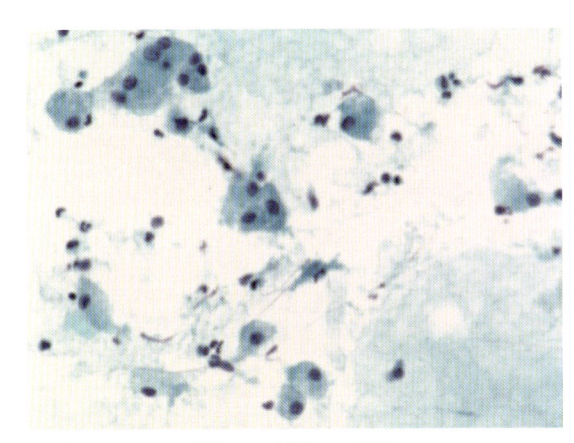

写真 5-38-1 （Pap　対物×40）

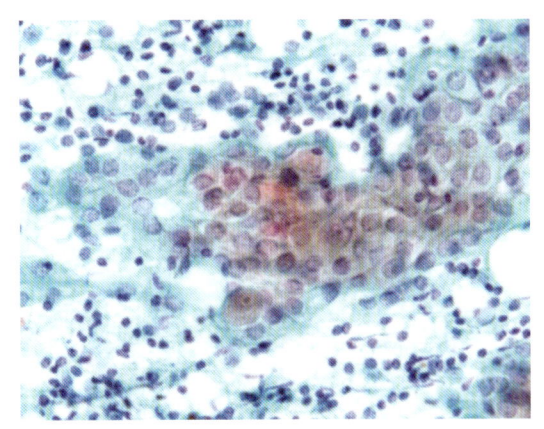

写真 5-38-2 （Pap　対物×40）

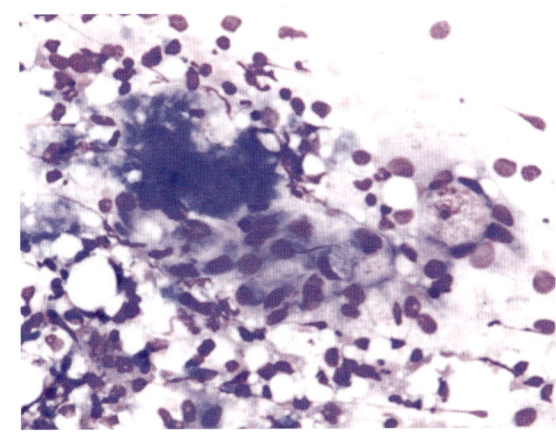

写真 5-38-3 （Giemsa　対物×40）

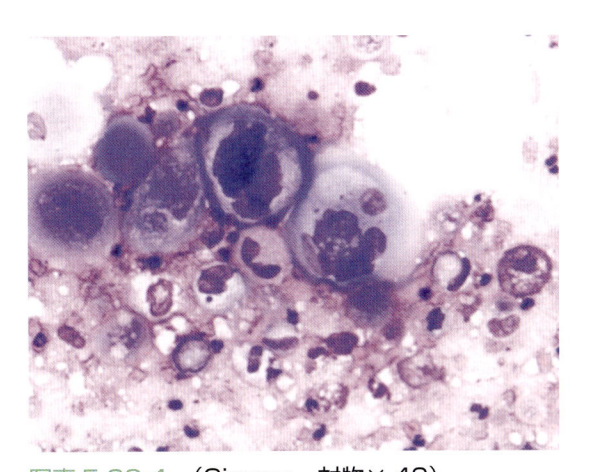

写真 5-38-4 （Giemsa　対物×40）

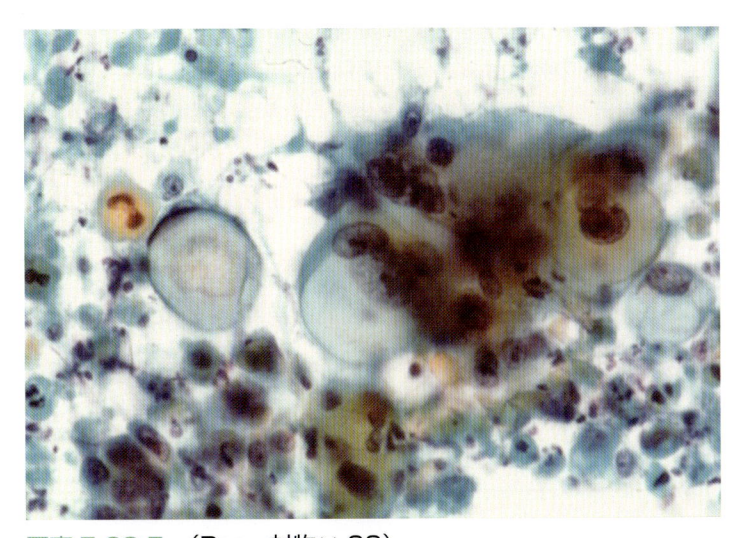

写真 5-38-5 （Pap　対物×60）

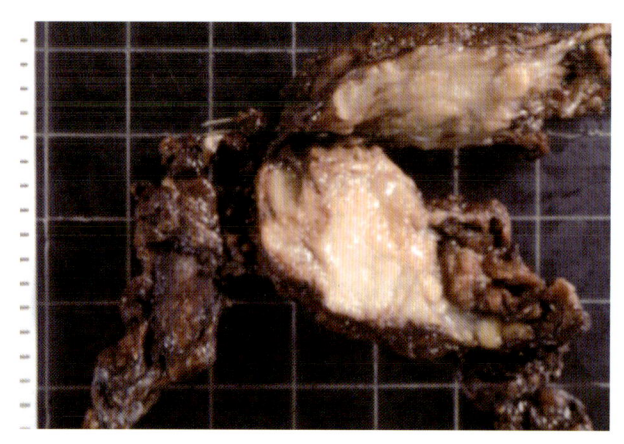

写真5-38-6　境界不明瞭な腫瘍割面

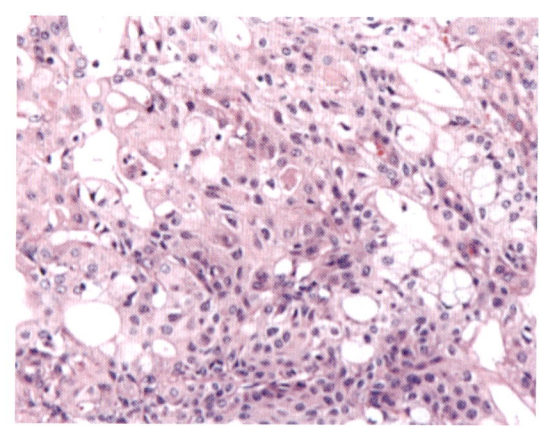

写真5-38-7　（H.E.　対物×40）

粘表皮癌（mucoepidermoid carcinoma）

細胞所見：基本的にこの腫瘍を構成する細胞は粘液産生細胞，扁平上皮様細胞およびその中間細胞の3種類からなるが，症例によりその比率が様々である（写真5-38-1，2，3）．低悪性度例では囊胞性腫瘍を示すことが多く，細胞異型が乏しい粘液産生細胞を多く認め，扁平上皮様細胞の出現は少ない．通常，粘液と組織球を背景に腫瘍細胞は細胞質内に粘液空胞〔PAS（＋），アルシアン青（＋）〕を有する多くの粘液産生細胞（写真5-38-1）と少数の扁平上皮様細胞（基底細胞様細胞，写真5-38-2）などがみられる．反面，高悪性度例では充実性腫瘍を形成し壊死を背景に強い細胞異型を示す扁平上皮様細胞が多くみられ，それらの細胞の中に細胞質内に粘液空胞形成を示す細胞をみる（写真5-38-4，5）．通常角化細胞を認めることは少ない．また，中悪性度例では粘液産生細胞を集塊として認め，その中に中間細胞が混在して認められることがある（写真5-38-3）．

肉眼所見：腫瘍は被膜を欠落していることが多く，そのため周囲組織と境界不明瞭になりやすい．割面にて低悪性度例は灰黄白色で大小の多発性小囊胞形成がみられ，中に粘液を認める．穿刺吸引にて半透明の粘液を吸引することがある（写真5-38-6）．

組織所見：高悪性度例は充実性腫瘍で周囲組織に浸潤を示すものもある（写真5-38-7）．部分的に胞巣形成，腺管腔および囊胞状形成をみる．また，まれに間質にリンパ球浸潤を伴う症例もある．

悪性度分類では①囊胞形成，②神経浸潤，③壊死，④核分裂像，⑤退形成の変化をチェックし，低・中・高悪性度の指標としている．低悪性度では粘液産生細胞が主体（写真5-38-2）で中間細胞，扁平上皮細胞は少ない．高悪性度では浸潤性に発育し，扁平上皮細胞と中間細胞が主体となるが（写真5-38-7），明らかな粘液産生細胞もみられる．出血壊死がみられ，細胞異型も強い．

概要：好発年齢は30～50歳，また10歳代の若年者にも多い．全唾液腺腫瘍の3～15%で耳下腺発生が最も多く，次いで小唾液腺（口蓋など）に好発する．組織学的悪性度にて低および中悪性度では女性に多く，高悪性度では男性に多いとされる．また高齢者では高悪性度が多くみられやすいとされる．発育は無痛性で比較的緩慢である．

細胞診のポイントと鑑別点：

①低悪性度（高分化型）は唾液腺囊胞，粘液囊胞，囊胞腺癌．

②高悪性度（低分化型）は明細胞癌，扁平上皮癌（59，65頁）．

③リンパ球浸潤を伴う場合は壊死性唾液腺化生，ワルチン腫瘍（99頁），リンパ節転移癌（85頁）．

などとの鑑別が必要である．

症例 39

症例：40歳，女性．
臨床所見：上唇の弾性軟の腫瘤．

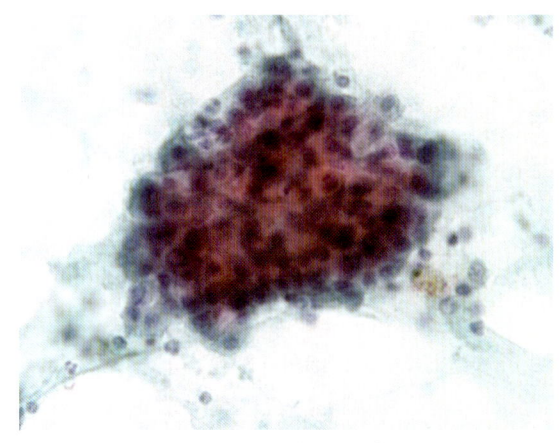

写真 5-39-1 （Pap　対物×40）

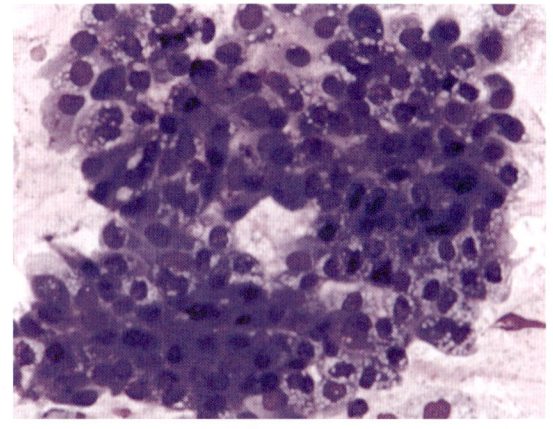

写真 5-39-2 （Giemsa　対物×40）

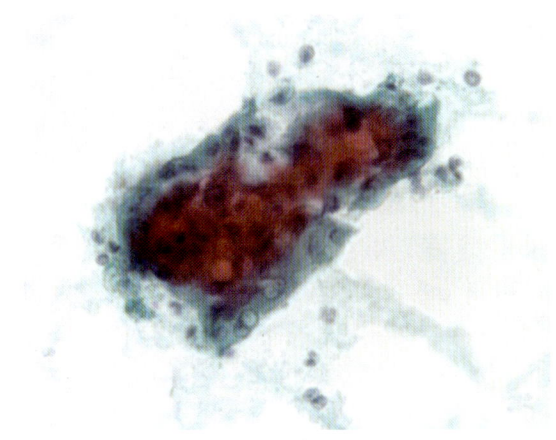

写真 5-39-3 （Pap　対物×40）

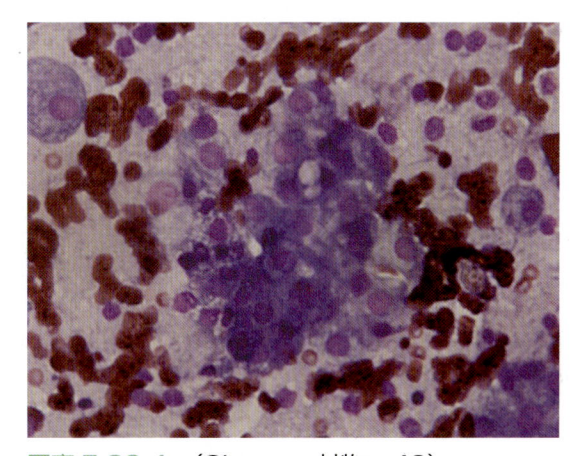

写真 5-39-4 （Giemsa　対物×40）

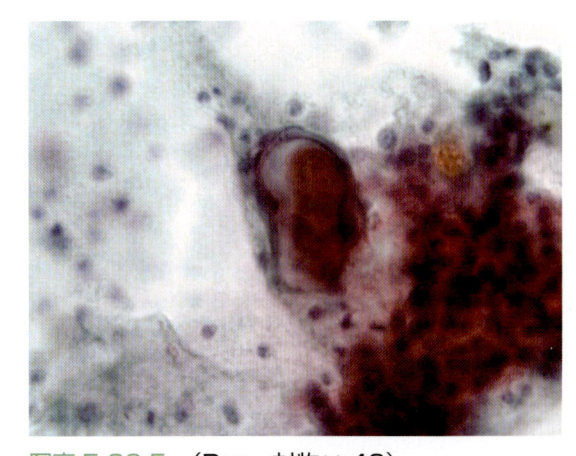

写真 5-39-5 （Pap　対物×40）

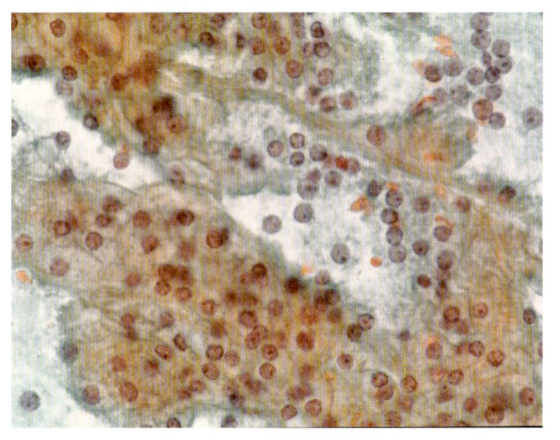

写真 5-39-6 （Pap　対物×40）

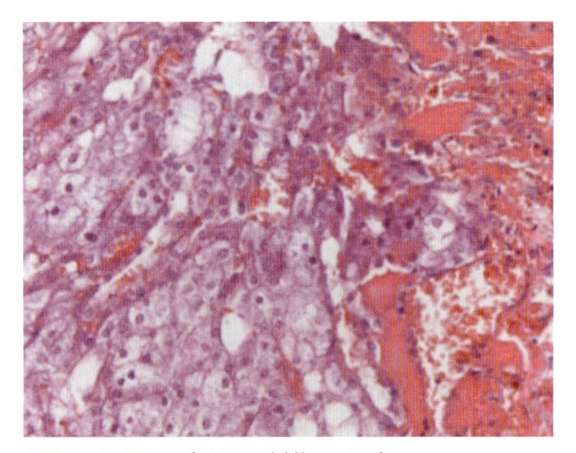

写真5-39-7　（H.E.　対物×20）　　　　　　写真5-39-8　（H.E.　対物×20）

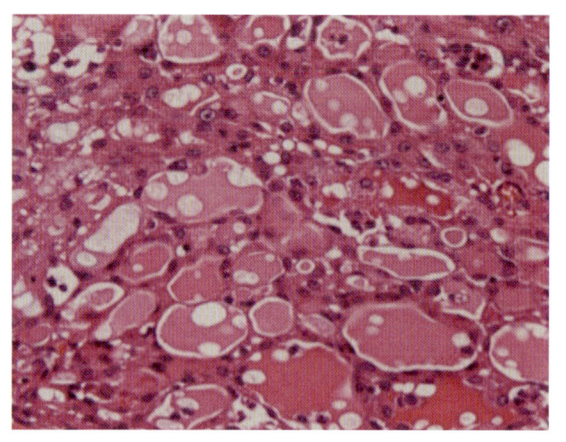

腺房細胞癌（acinic cell carcinoma）

細胞所見：基本的に腫瘍細胞は腺房構造を形成し，弱い結合性を示す細胞集塊として認められる．細胞質は淡いライトグリーン好性で，中には細顆粒物質を有する（写真5-39-1）．この細顆粒はチモーゲン顆粒でPAS（＋），アルシアン青（－）を示す．また，Giemsa染色でも顆粒物質を確認することができる（写真5-39-2）．核は類円形で核形不整を認めない．正常の腺房細胞の核に比べても腫大傾向が強く，また核内クロマチンは淡く，著明な核小体の出現を認めるものもある．時に細胞質内に小腔胞（微小囊胞状）を示したり（写真5-39-2〜4），濾胞状配列を認めることもある（写真5-39-5）．特に囊胞形成がみられるものは泡沫細胞の出現があり，出血性背景を示す場合にはヘモジデリンを貪食した泡沫細胞もみる．また，集塊には毛細血管が付着してみられたり（写真5-39-6），石灰小体をみることもある．腫瘍細胞質は柔らかく，壊れやすいため核が背景に裸核状となり散在してみられることもある．核分裂像はほとんど認められない．

肉眼所見：腫瘍は通常被膜を有し，境界明瞭な分葉状腫瘤として認められるが，部分的に浸潤を示すものもある．多くは3cm以下で割面は充実性黄褐色〜赤色を呈し，軟らかく小囊胞形成をみることもある．

組織所見：腫瘍は漿液性腺房様細胞と介在部導管上皮様細胞からなる．組織構造として充実性（solid）が最も多く（写真5-39-7），次いで微小囊胞状（microcystic），乳頭・囊胞状（papillary-cystic），濾胞状（follicular）（写真5-39-8）および腺状（glandular）の順になる．通常異型性，核分裂像に乏しい．胚中心を伴うリンパ球浸潤を合併してみられる症例は予後がよいとされるが，Ki-67 labeling indexが5％以上，核分裂の散見，壊死，神経周囲浸潤，浸潤性増殖，細胞異型，間質の線維増生および硝子化などがみられる場合には再発や転移の頻度が高くなるとされる．

概要：30〜50歳の女性に多いが，小児にも発生する．主に耳下腺，次いで小唾液腺（頰粘膜，上口唇など）に好発する．全唾液腺腫瘍の7〜18％で経過が長く40年に及ぶものもあるが，局所再発もしばしば認められる．

細胞診のポイントと鑑別点：
①腺房細胞が少数の場合は正常腺房細胞．
②囊胞液が採取された場合は囊胞腺癌．
③リンパ球が共に採取された場合はワルチン腫瘍（99頁）
などとの鑑別が必要である．

症例 40

症例：84歳，女性．歯肉紅板症．
臨床所見：右側下顎大臼歯部舌側歯肉に易出血性で境界不明瞭な赤色病変を認める．ブラシによる直接塗抹細胞診標本と，その同一のブラシに残存する細胞で液状処理細胞診標本を作製した．

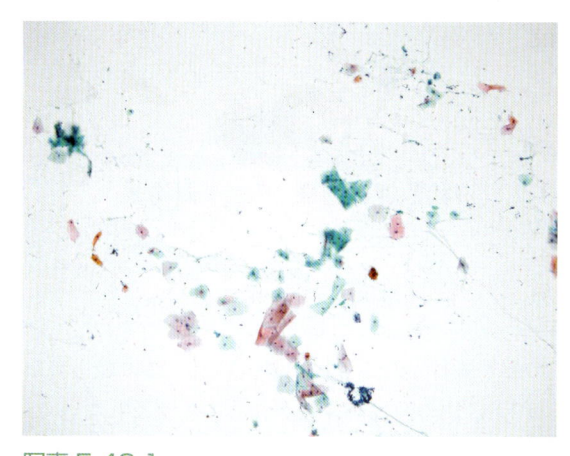

写真 5-40-1 （従来法：直接塗抹細胞診，Pap　対物×10）

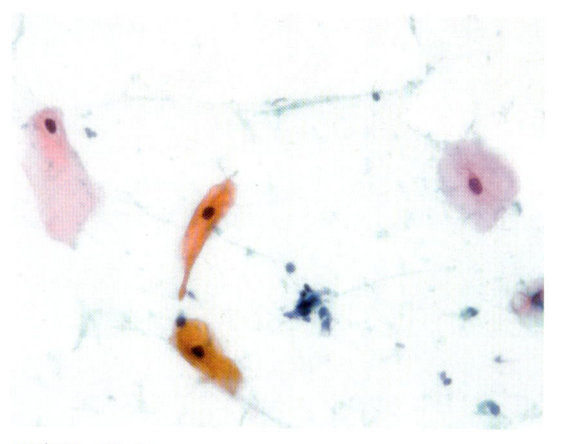

写真 5-40-2 （従来法：直接塗抹細胞診，Pap　対物×60）

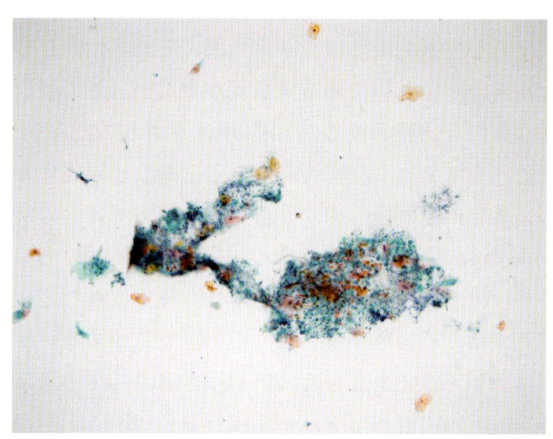

写真 5-40-3 （液状処理細胞像，Pap　対物×10）

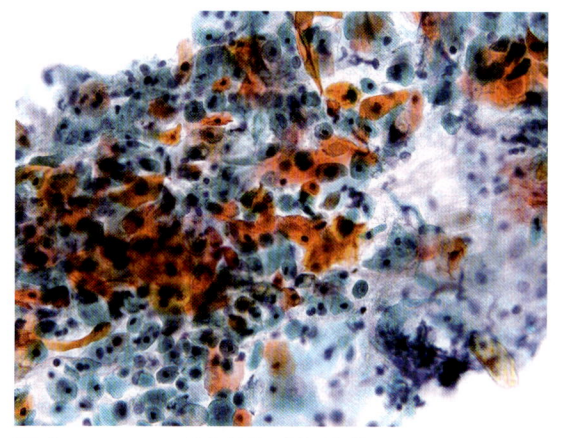

写真 5-40-4 （液状処理細胞像，Pap　対物×60）

写真 5-40-5
(従来法：直接塗抹細胞診，Pap　対物×40)

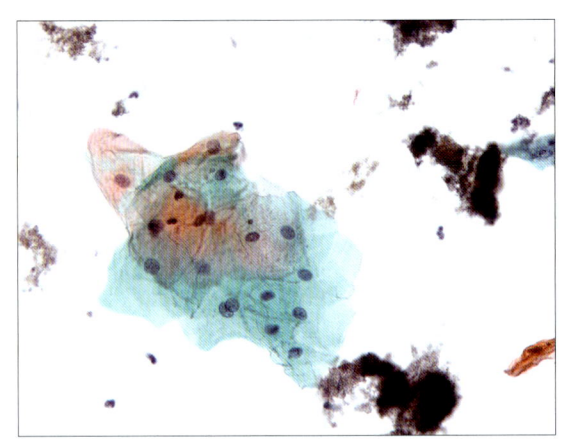

写真 5-40-6　(液状処理細胞像，Pap　対物×40)

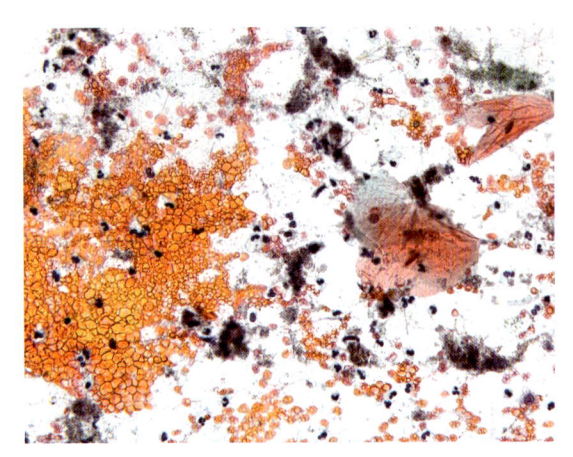

液状処理細胞診（Liquid-based cytology）

細胞所見：

　写真 5-40-1，2：ブラシによる従来法：直接塗抹細胞診標本
炎症性背景に角化型と非角化型扁平上皮細胞が混在して出現している（写真 5-40-1）．オレンジG好性，輝度の亢進を伴う角化型異型細胞は細胞質の厚みを増し，N/C比は高くないものの核の濃染化や不整形が観察される（写真 5-40-2）．

　写真 5-40-3，4：液状処理細胞診標本（TACAS 法，MBL）．
きれいな背景に多数の非角化型と角化型扁平上皮細胞が観察される（写真 5-40-3）．強拡大にてオレンジG好性（パンプキンイエロー）で細胞質の厚みを増し，類円形，紡錘形ないしオタマジャクシ形を呈する角化型異型細胞が多数出現し，核の濃染化を伴っている（写真 5-40-4）．

概要：液状処理細胞診標本（Liquied-based cytology：LBC 法）は標本作製方法が標準化されているために，標本の質が維持されるといわれている．特に婦人科領域ではLBC法の精度が評価され，広く普及している．LBC法は，塗抹法では捨てられるブラシに付着した細胞を回収するためにスライドグラスで観察できる細胞数が多く，そのため情報を収集しやすくなる．口腔粘膜からの擦過細胞診は，子宮頸部のそれと比較して角化病変が多いために細胞採取量が少ない．この特徴を補う点でも口腔領域でのLBC法は有用と考える．

　また，血液細胞や炎症性細胞などを適度に除去するために細胞所見が読みやすくなるが，一方で背景の所見が失われる欠点も併せ持つ（写真 5-40-5，6）．しかし，標本作製にあたり専用の保存液や機械などを必要とするため経費がかさむ．細胞採取量が少ない症例には，用手法であるTACAS法（MBL），用手法によるSUREPATH法（BD）やLBC PREP法（MUTO）を併用するなど，各施設の環境に沿った方法を工夫することが望まれる．

第6章 スライド検鏡模擬試験

問1～16の症例の臨床所見を，細胞写真から推定診断名と所見を簡潔に述べよ．

問1 症例：48歳，男性．口唇びらん，綿棒擦過．

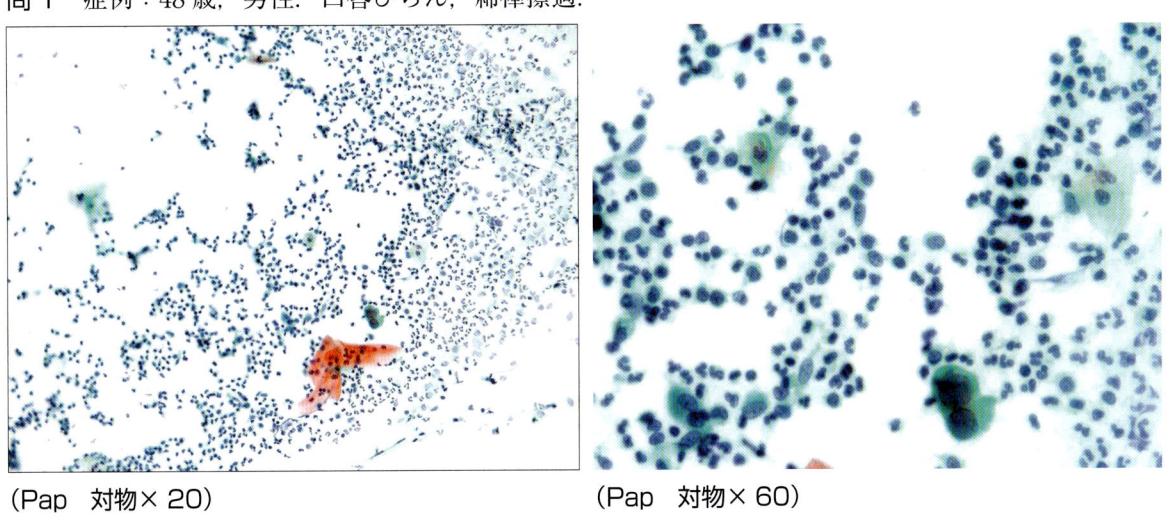

(Pap 対物×20)　　　　　(Pap 対物×60)

問2 症例：20歳，男性．下顎骨大臼歯部嚢状病変，顎骨内穿刺吸引．

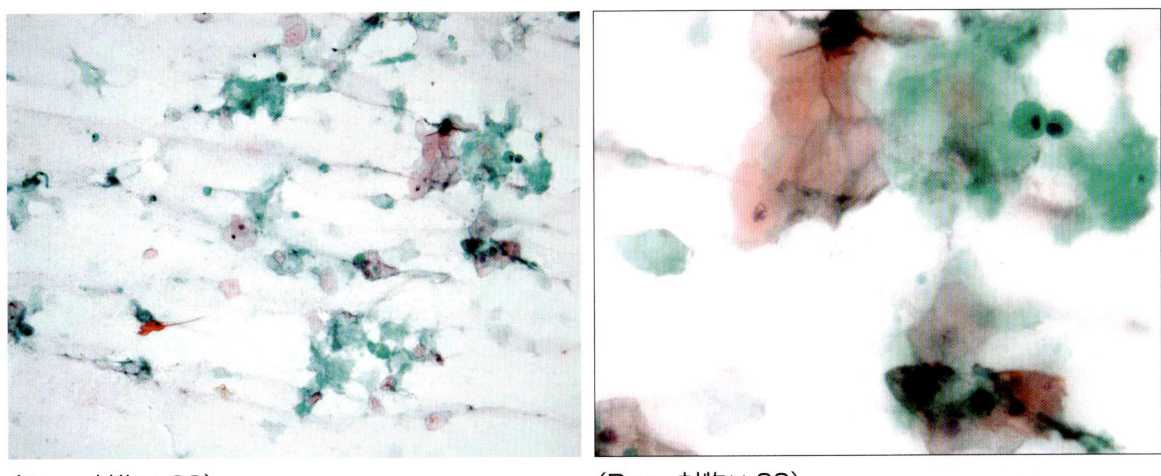

(Pap 対物×20)　　　　　(Pap 対物×60)

問3　症例：44歳，女性．口蓋腫瘍，穿刺吸引．

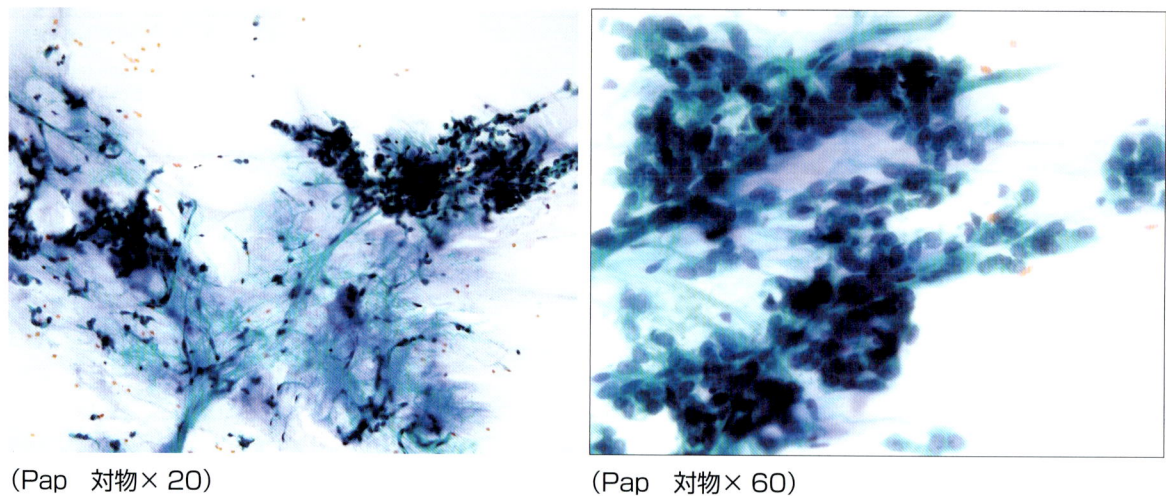

（Pap　対物×20）

（Pap　対物×60）

問4　症例：28歳，女性．歯肉潰瘍，ブラシ擦過．

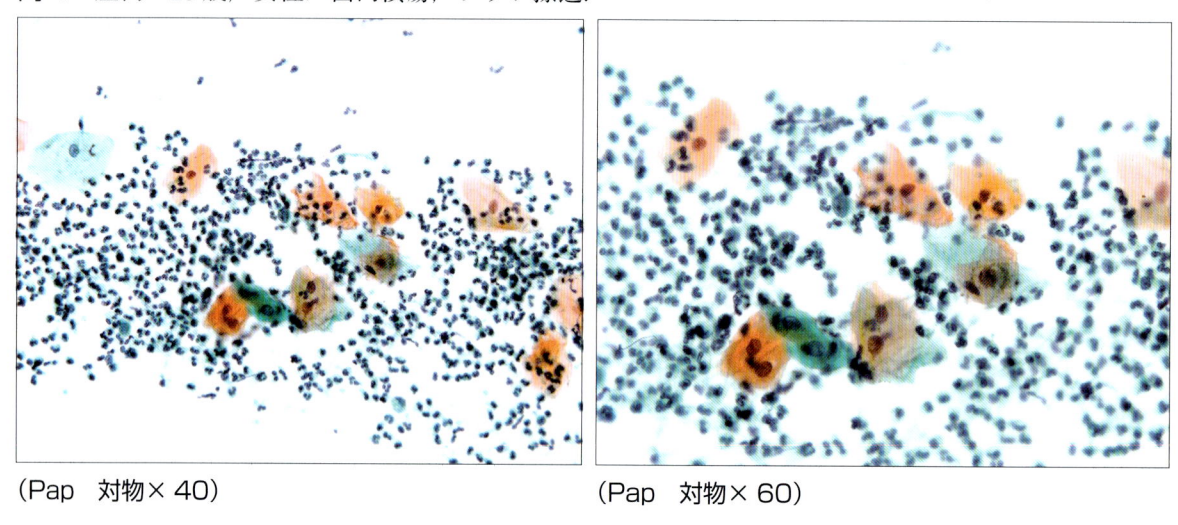

（Pap　対物×40）

（Pap　対物×60）

問5　症例：65歳，男性．耳下腺腫瘍，腫瘍捺印．

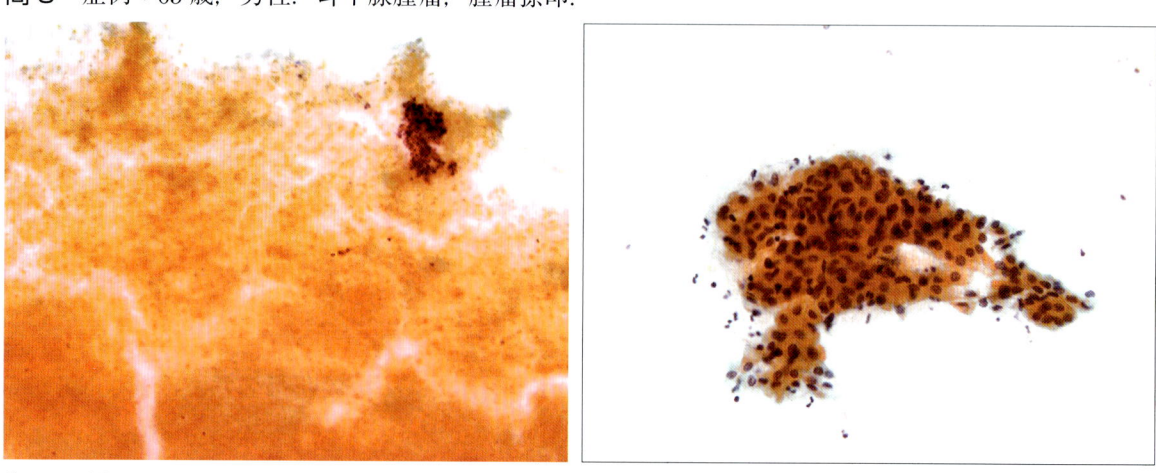

（Pap　対物×20）

（Pap　対物×40）

問6　症例：72歳，男性．舌縁部白色病変，ブラシ擦過．

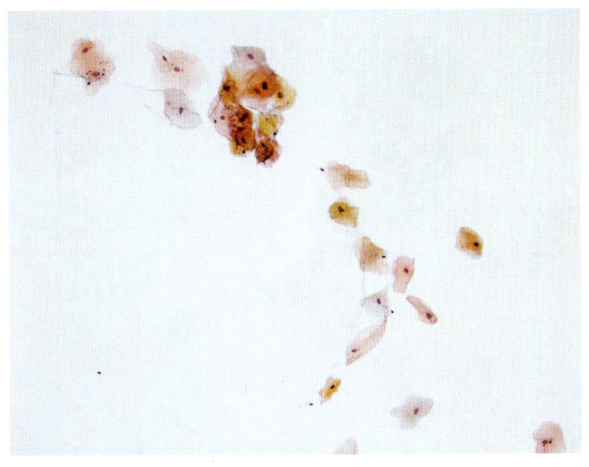

(Pap　対物×20) 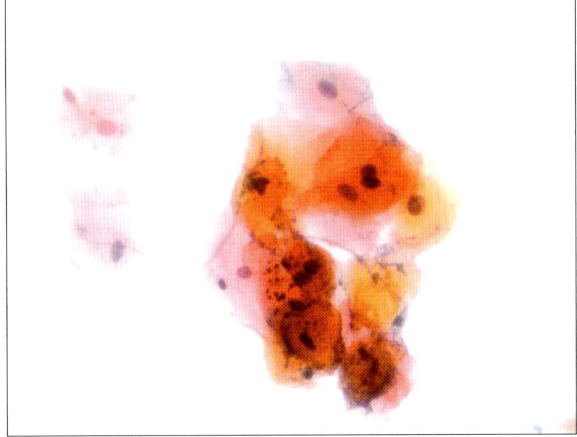　　　　　　　　　　　　(Pap　対物×60)

問7　症例：42歳，女性．左側顎下部腫脹，穿刺吸引．

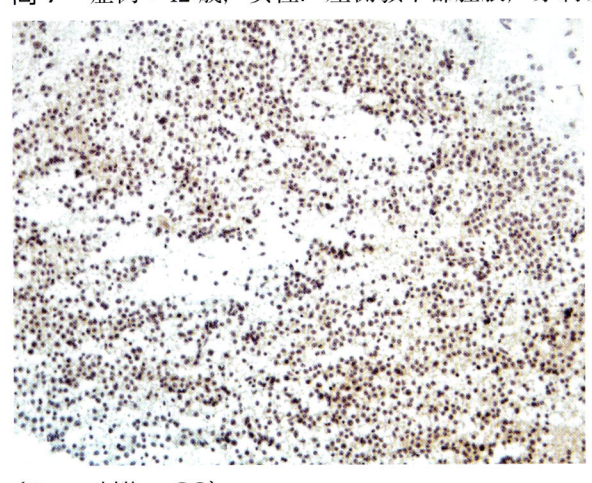

(Pap　対物×20) 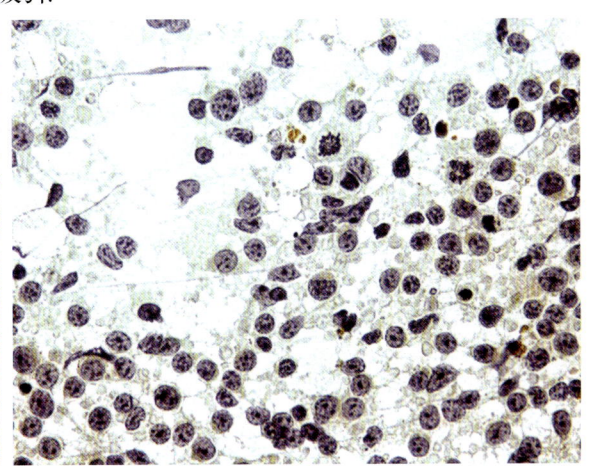　　　　　　　　　　　　(Pap　対物×60)

問8　症例：45歳，女性．顎下部腫瘤，穿刺吸引．

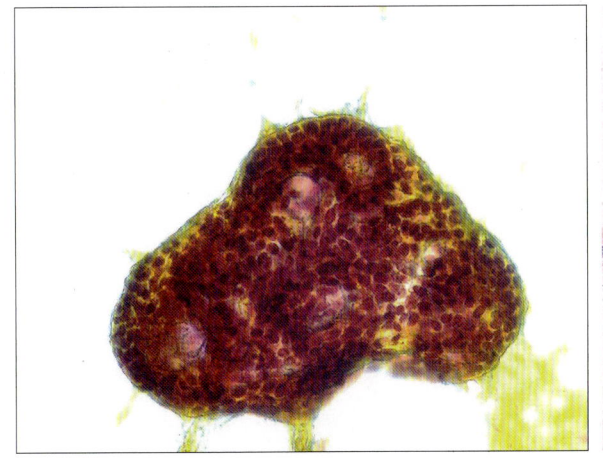

(Pap　対物×40) 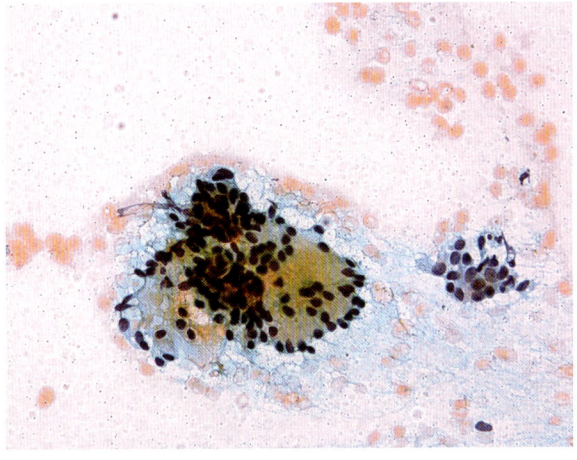　　　　　　　　　　　　(Pap　対物×40)

問 9　症例：65 歳，女性．頬粘膜潰瘍，ブラシ擦過．

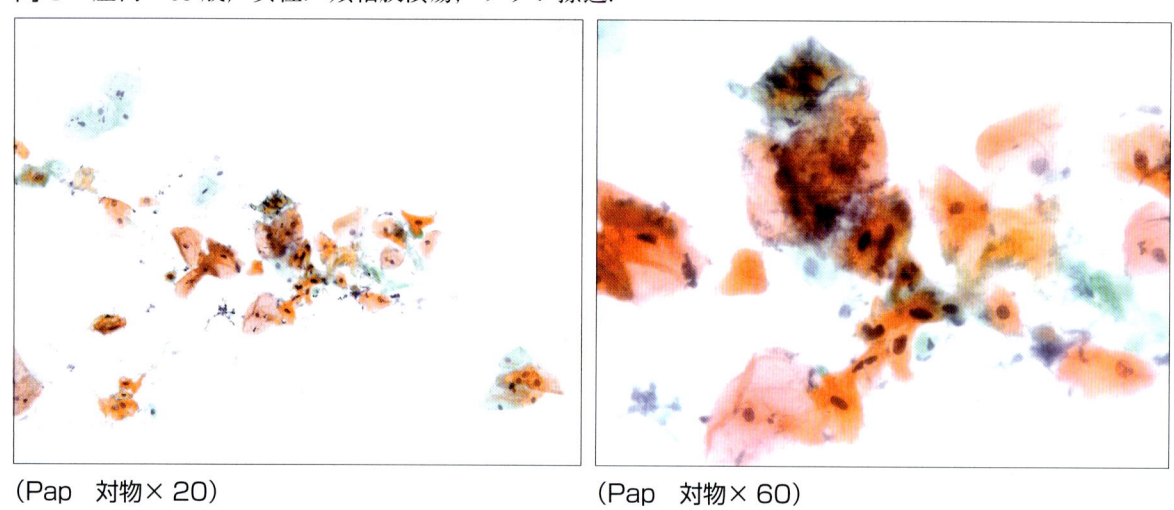

（Pap　対物×20）　　　　　　　　　　（Pap　対物×60）

問 10　症例：58 歳，女性．歯肉びらん，ブラシ擦過．

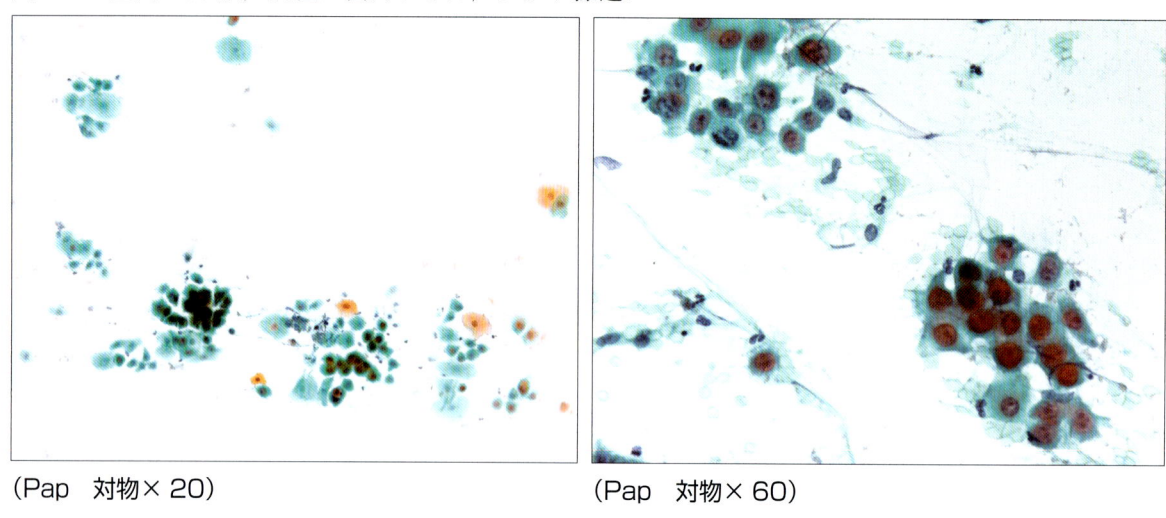

（Pap　対物×20）　　　　　　　　　　（Pap　対物×60）

問 11　症例：66 歳，男性．歯肉病変，ブラシ擦過．

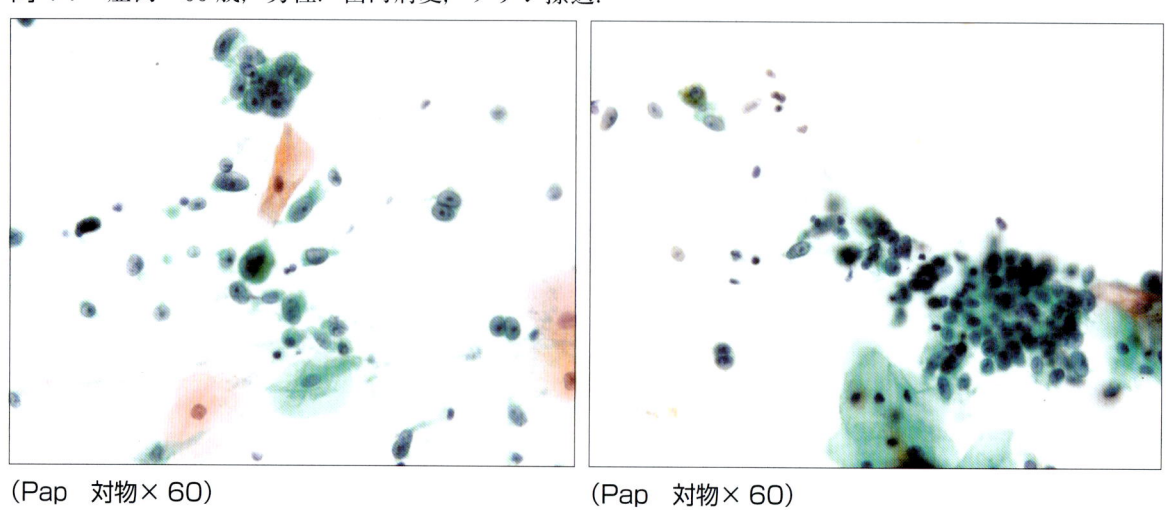

（Pap　対物×60）　　　　　　　　　　（Pap　対物×60）

問12　症例：55歳，女性．歯肉白色病変，ブラシ擦過．

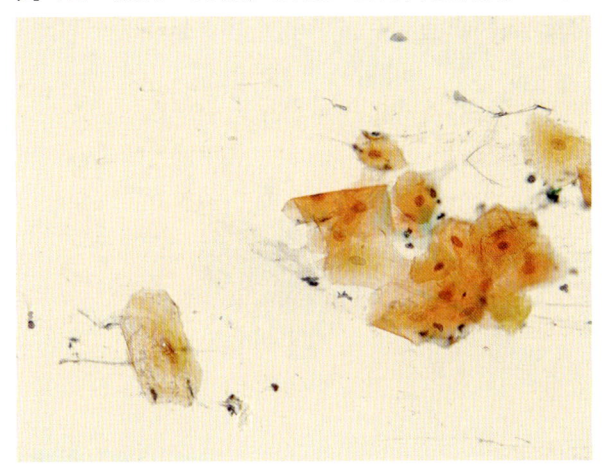

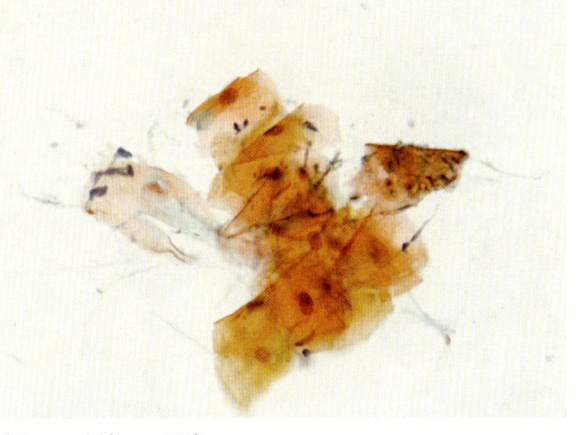

（Pap　対物×60）　　　　　　　　　　　　（Pap　対物×60）

問13　症例：23歳，男性．下顎内嚢状病変，穿刺吸引．

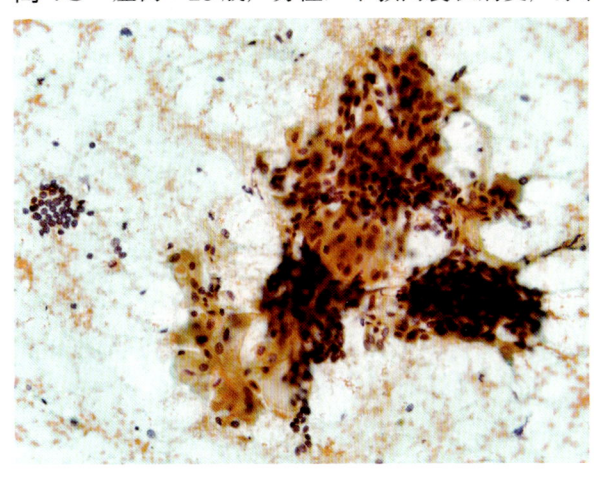

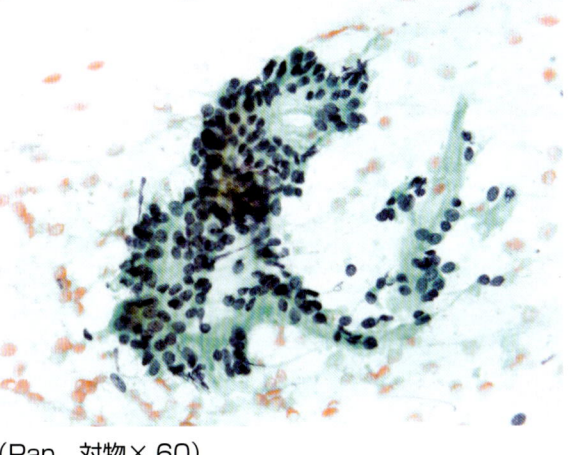

（Pap　対物×60）　　　　　　　　　　　　（Pap　対物×60）

問14　症例：47歳，女性．口蓋腫瘍，穿刺吸引．

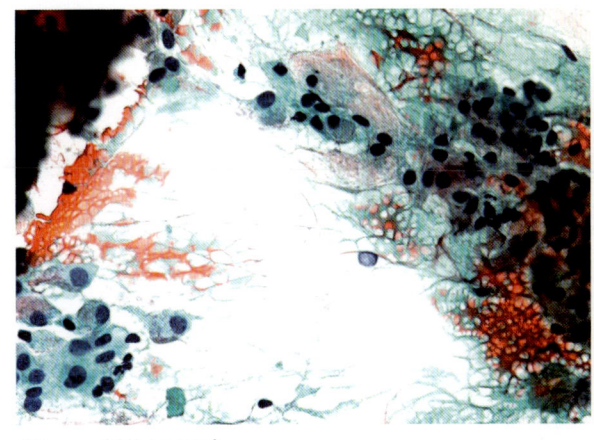

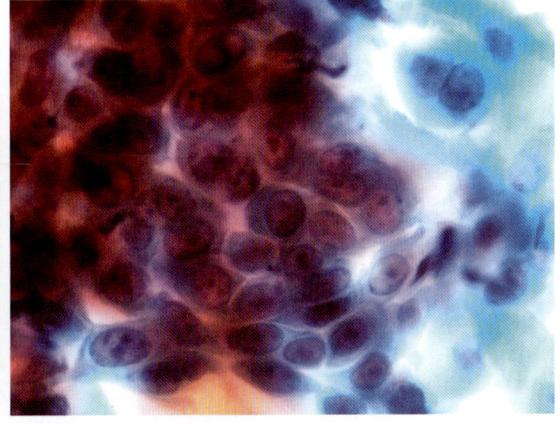

（Pap　対物×20）　　　　　　　　　　　　（Pap　対物×60）

問15　症例：52歳，男性．抜歯窩治癒不全，ブラシ擦過．

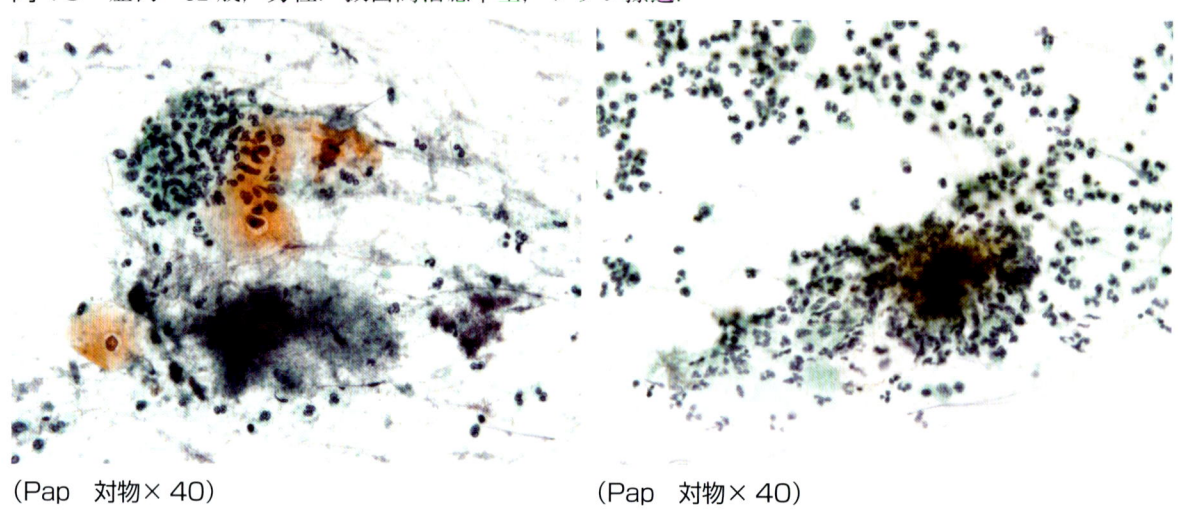

（Pap　対物×40）

（Pap　対物×40）

問16　症例：89歳，男性．頸部腫瘤，穿刺吸引．

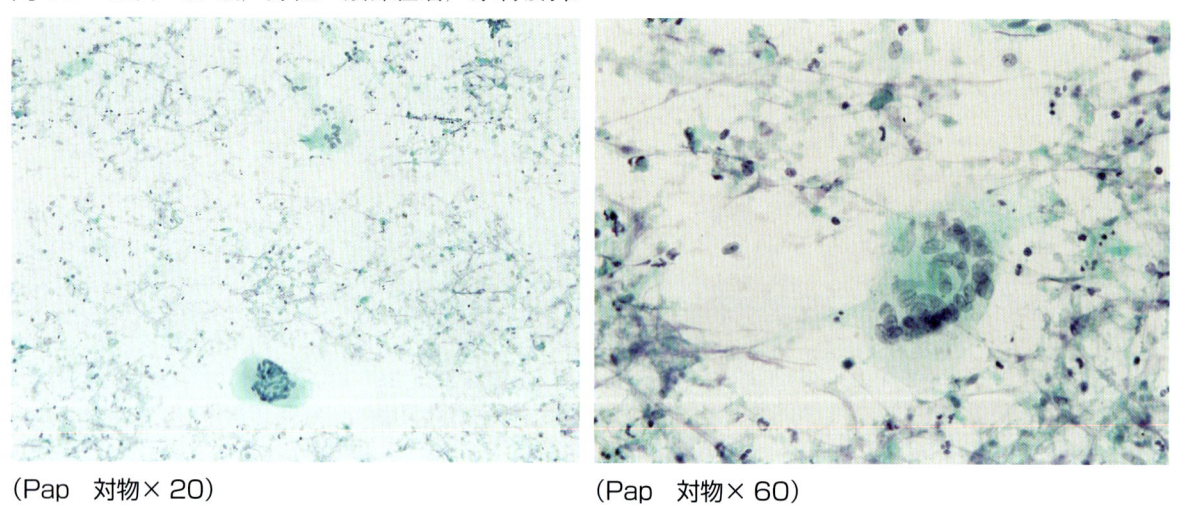

（Pap　対物×20）

（Pap　対物×60）

解答と解説

問1
解答 ウイルス感染細胞

解説 好中球とリンパ球の炎症性背景に2核の巨細胞と，エオジン好性の角化型表層型細胞が観察される．強拡大にて2核の巨細胞の核は腫大し，核クロマチンがスリガラス状を呈している．ウイルス感染細胞の特徴所見である．

問2
解答 角化嚢胞性歯原性腫瘍

解説 多数の脱核した扁平上皮細胞とごく軽度の炎症性細胞がみられる．一部で小型類円形核を認めるが，核異型は観察されない．また，強拡大で小型偏在性核を伴う泡沫細胞がみられる．出現する角化傾向を有する扁平上皮細胞に異型がないため，臨床所見と考え併せて角化嚢胞性歯原性腫瘍と推察される．

問3
解答 多形腺腫

解説 背景に軽度のリンパ球と赤血球とともに紫色～ピンク色ないしライトグリーン淡染性の粘液様物質が出現し，細胞集塊の辺縁では毛羽立つような所見である．多数の細胞が小集塊，小腺管様および散在性に出現し，集塊辺縁では周囲の粘液物質に絡むようにみられる．細胞は上皮様，形質細胞様ないし紡錘形を呈し，核が類円形で異型性に乏しい．多形腺腫の特徴所見である．

問4
解答 炎症性変化

解説 好中球を主体とする高度な炎症性背景に，エオジンあるいはライトグリーン好性の扁平上皮細胞が出現している．これらの細胞の核は中心性，類円形～円形で軽度核腫大を伴い，核クロマチンが細顆粒状で異型はみられない．炎症性変化の所見である．

問5
解答 ワルチン腫瘍

解説 オレンジG～エオジンに染まる無核の変性細胞，出血および軽度の成熟リンパ球を背景に，上皮性結合を呈する細胞集塊が認められる．これらの細胞は細胞質が好酸性で，顆粒を含み，核が類円形で大小不同に乏しい．核クロマチンは細顆粒状である．これらの所見からワルチン腫瘍が考えられる．

問6
解答 過角化症

解説 比較的きれいな背景にオレンジG～エオジン好性の表層型扁平上皮細胞が出現している．細胞質内にはケラトヒアリン顆粒がみられる細胞もある．N/C比は低く，核は一部で軽度核腫大や核形不整を伴いクロマチンの分布が均等である．異形成を伴わない過角化症の所見である．

問7
解答 悪性リンパ腫

解説 多数の腫瘍性リンパ球類似の細胞が孤立散在性に出現している．Papanicolaou染色では出現する細胞の核周囲の細胞質は透明であることから，リンパ球由来を考える．これらの細胞は，周囲にわずかに出現している核の濃染した小型の成熟リンパ球よりやや大きく，核の大小不同や一部で高度なくびれを有する2核様細胞を呈する．クロマチンの凝集は軽度で核小体を伴うものが多く，異常細胞分裂像が散見され

る．モノトーナスな出現態度や細胞異型の所見を総合して悪性リンパ腫と考える．

問8

解答 腺様嚢胞癌

解説 左写真には辺縁滑らかで多数の偽嚢胞腔からなる篩状構造を呈する細胞集塊が観察される．細胞集塊内には間質性粘液からなる球状硝子様物質を認める．篩状構造を構成する腫瘍細胞は，小型裸核様で濃縮状ないし細顆粒状クロマチンを有する．偽嚢胞は，強い結合性を示し，右写真のような粘液球として出現する．腺様嚢胞癌の所見である．

問9

解答 上皮異形成

解説 軽度の炎症性背景に，エオジン好性ないしオレンジG好性の角化型扁平上皮細胞が主として出現している．これらの中に，細胞質の輝度とN/C比が亢進した正常の表層型細胞よりやや小型の異型細胞が観察される．小型の角化型異型細胞は，軽度〜中等度の核腫大，大小不同，核形不整，クロマチン濃染化，クロマチン分布不均一などを伴っている．上皮異形成の所見と判断する．

問10

解答 尋常性天疱瘡

解説 炎症性ないし出血性背景に，正常な大型表層型細胞と混在して，突起を伴う多角形ないし類円形の深層型細胞が散在性ないし小集塊を形成しながら出現している．これら深層型細胞は，核腫大，N/C比の増大，小型核小体をみることが多い．またPapanicolaou染色にて細胞質はライトグリーン好性あるいは，核周囲のみがエオジン好性の2トーンカラーをしばしば呈する．また細胞質辺縁はライトグリーンに濃染する．これら細胞はTzanck細胞の特徴所見である．尋常性天疱瘡と推定する．

問11

解答 悪性黒色腫

解説 ごく軽度のリンパ球を背景に，小型の類円形〜紡錘形細胞が出現している．また裸核様にみられるものもある．これらの細胞の核は腫大し，明瞭な核小体を有し，大小不同な核形不整を伴い，細胞異型が顕著である．一部の細胞では細胞質内に茶褐色色素で細顆粒状のメラニン顆粒を含む．これらの所見から悪性黒色腫と考える．

問12

解答 カンジダ感染

解説 軽度の炎症性背景にオレンジG好性の表層型扁平上皮細胞が出現している．N/C比は低く，核が一部で軽度核種大や核形不整を伴い，クロマチンの分布は均等である．出現する細胞の一部で核周囲明庭を伴う．また，これらの細胞を貫く菌糸が観察される．菌糸の染色性はPapanicolaou染色では低く，灰褐色ないし透明に近い場合もある．カンジダ感染と診断する．カンジダ感染はしばしば異形成病変や扁平上皮癌に随伴するため，疾患の本態を見逃さないように慎重に観察する必要性がある．

問13

解答 エナメル上皮腫

解説 出血性背景に，裸核様類円形細胞集塊と中型扁平上皮様細胞および立方形ないし円柱状細胞集塊（右写真）から構成される細胞集塊が出現している．立方形〜円柱状細胞集塊は，集塊辺縁にしばしば柵状配列が観察される．扁平上皮様細胞集塊はエオジン好性で細胞が流れるような出現をする．これら細胞の核のクロマチンが細顆粒状で細胞異型は乏しい．これらの2相性パターンと，臨床所見とを考え合わせてエナメル上皮腫と推定する．

問 14

解答 粘表皮癌

解説 エオジン，ライトグリーンないし紫色に淡染する粘液物質および出血性背景に，比較的広い胞体を有する粘液産生細胞と小型の中間細胞が上皮性結合を保ちながら，一部で散在性に出現している．粘液産生細胞の胞体は粘液物質を含むため Papanicolaou 染色で淡紫染ないしライトグリーンに淡染し，核が偏在性で大小不同や核形不整を伴う．右写真は流れるようなシート状に出現する扁平上皮様細胞集塊である．細胞質はやや厚くライトグリーン好性で，腫大した大型核には明瞭な核小体を伴うことが多い．粘液産生細胞，扁平上皮様細胞および中間細胞が観察される所見から，粘表皮癌と考える．

問 15

解答 顎放線菌症疑（細菌感染症）

解説 好中球および糸状菌塊を背景に，オレンジG好性の表層型扁平上皮細胞が出現している．扁平上皮細胞の核は小型で細胞異型がみられない．右写真は細菌塊の集塊であり，菌塊周囲には好中球が取り囲むように観察される．上記所見から細菌感染症を考える．また菌塊の特徴から顎放線菌症を疑う所見である．

問 16

解答 結核性リンパ節炎

解説 背景には小型成熟リンパ球と多数の壊死物質がみられ，その中に多核巨細胞が出現している．多核巨細胞を構成している核は類上皮細胞と同様の形態を示す細胞であり，これが癒合したのが多核巨細胞であり，Langhans 型多核巨細胞と判定する．右写真には少数であるが類上皮細胞も観察され，核は長楕円形，類円形を呈することが多く，細胞質境界が不明瞭である．上記所見を総合して結核性リンパ節炎と考える．

（山本浩嗣）

索　引

あ行
アウエル小体　80
亜型　70
悪性リンパ腫　5
アズール顆粒　80

異型扁平上皮細胞　86
異常角化細胞　62

ウイルス感染細胞　115

壊死性背景　18, 30, 86
エナメル髄様細胞　92

黄色顆粒状胆汁色素　90
黄色腫細胞　76
帯状のリンパ球浸潤　44

か行
外傷性潰瘍　6
潰瘍形成　44
過角化症　54, 58, 115
花冠状（ロゼット）　88
核圧排像　24, 26
角化型表層型異型細胞　70
角化型扁平上皮様細胞　94
核形不整　58, 62
顎骨内嚢胞　96
角質球　62
角質片　94
核周囲明庭　46, 84
各成熟段階　80
核内細胞質封入体　82
核内封入体　78
仮性菌糸　34, 36
ガマ腫　74
顆粒層　16, 54
カンジダ　19
癌真珠　64
癌真珠形成　62
癌浸潤様式　5
癌性潰瘍　6, 40

含嗽　11

義歯性潰瘍　40
義歯性線維腫　72
喫煙者　20
輝度　76, 116
偽嚢胞腔　116
偽膜　42
棘融解　46
切れ込み　80
菌塊　28
菌糸　116
筋上皮細胞　98

形質細胞　84
形質細胞様細胞　84, 98
血性背景　18
ケラトヒアリン顆粒　44, 54

紅暈　42
光輝性　58, 68, 70
口腔がん　5
口腔癌発生頻度　6
口腔早期癌　5
好酸性顆粒　100
口唇腺生検　50
酵母細胞　34
ゴマ塩核　88
棍棒体　28

さ行
細菌性背景　18
再生上皮細胞　40
サイトブラシ　11
細胞異型　58
細胞質内封入体　78
細胞質内メラニン顆粒　82
細胞相互封入像　62, 64
索状配列　88
柵状配列　92, 116
擦過細胞診　4, 6

歯間ブラシ　11
自己免疫疾患　46, 48, 50
篩状　102
失活歯根　96
湿固定　13
歯肉アメーバ　19
車軸状　84
重層扁平上皮　16
腫瘍性筋上皮様細胞　102
小腔胞　106
娘嚢胞　94
上皮異形成　58
上皮性腫瘍　5
上皮内癌　58
上皮内水疱　24, 46
上皮反応性過形成　54
浸潤性硬結　6
浸漬固定　13
深層型異型細胞　66

スピロヘータ　32
スリガラス状　24, 26, 115

舌縁　2, 63
節外性NK/T細胞リンパ腫　78
舌苔　38
線維腫　72
線維性エプーリス　72
線維素　42
腺上皮様細胞　102
腺房構造　106

造血器腫瘍　5
咀嚼粘膜　15

た行
多核形成　62
多胞性透過像　94

チモーゲン顆粒　106
中間細胞　104, 117

特殊型　68

な行
軟骨基質　98

肉腫　5
乳頭状腫瘍　52

粘液球　116
粘液産生細胞　104, 117
粘液腫様間質　98
粘液肉芽腫　74
粘液様物質　115
粘膜下水疱　48
粘膜部位番号　6

膿性背景　18

は行
白色偽膜　34
白板症　63
剥離性歯肉炎　48

非Hodgkinリンパ腫　78
非喫煙者　20
ピクノーシス　94
非上皮性腫瘍　5
被覆粘膜　15
表層型異型細胞　76
表層型扁平上皮様異型細胞　62
びらん　44
ピリピリ感　38

フィブリン　42
不整形核　80
分生子　36

変性所見　21
片側性　26
扁平上皮癌　2, 5, 58
扁平上皮様細胞　104, 117

紡錘菌　32
放線菌　19
泡沫細胞　74, 76, 96, 115
ボール状　102
補助診断　6
墓石状配列　46

ま行
メラニン顆粒　116
メラノサイト　82

や行
有茎性　52
疣贅状病変　68
疣贅性腫瘍　76

予後規定因子　5

ら行
裸核様小型細胞　92

リボン状　88
リンパ球　100

類上皮細胞　30, 117

レース状　44

鹿角状　36

英数字
2トーンカラー　46, 116
5年生存率　2
Actinomyces israelii　28
Aspergillus fumigatus　36
Blandin-Nuhn cyst　74
Candida albicans　34
Druse　28
Dutcher body　78
ghost cell　86
HPV　52
HSV　24
Langhans型多核巨細胞　30, 117
LBC法　108
MALT　78
MALTリンパ腫　78
May-Giemsa染色　13
metachromasia　98
mitochondria　100
molding　24, 26
mucinophage　74
Nikolsky現象　46
oncocytes　100
opportunistic screening　5
Papanicolaou染色　13
PAS反応　13
population screening　5
Ranula　74
Russell body　78
Sjögren症候群　78
Tzanck細胞　46, 116
Vincent感染　32
VZV　26

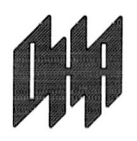

執筆者一覧

監修

佐々木 寛　特定非営利活動法人日本臨床細胞学会　理事長，
　　　　　　東京慈恵会医科大学付属柏病院産婦人科

編集

山本 浩嗣　日本大学松戸歯学部口腔病理学講座，同付属病院病理診断科
久山 佳代　日本大学松戸歯学部口腔病理学講座，同付属病院病理診断科

執筆

加藤　拓　船橋市立医療センター　臨床検査科
久山 佳代　日本大学松戸歯学部口腔病理学講座，同付属病院病理診断科
松本　敬　日本大学松戸歯学部付属病院病理診断科
山本 浩嗣　日本大学松戸歯学部口腔病理学講座，同付属病院病理診断科
横尾　聡　群馬大学大学院医学系研究科顎口腔科学分野

（敬称略，五十音順）

口腔の細胞診

2013年3月15日　第1版・第1刷発行

編集　山本浩嗣／久山佳代
発行　一般財団法人　口腔保健協会

〒170-0003　東京都豊島区駒込 1-43-9
振替 00130-6-9297　Tel 03-3947-8301（代）
Fax 03-3947-8073
http://www.kokuhoken.or.jp/

乱丁・落丁の際はお取り換えいたします．　　　　　印刷・製本／木元省美堂
©Hirotsugu Yamamoto, et al. 2013. Printed in Japan〔検印廃止〕
ISBN978-4-89605-291-6　C3047

本書の内容を無断で複写・複製・転載すると，著作権・出版権の侵害となることがありますので御注意ください．

JCOPY ＜（社）出版者著作権管理機構　委託出版物＞
本書の無断複写は著作権法上での例外を除き禁じられています．複写される場合は，そのつど事前に，（社）出版者著作権管理機構（電話 03-3513-6969，FAX 03-3513-6979，e-mail:info@jcopy.or.jp）の許諾を得てください．